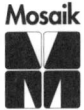

Callan Pinckney

Callanetics Countdown

**Das Rekordtraining für Problemzonen
In 30 Tagen zur Topfigur**

Mitarbeit Judie Bazerman
Fotografien Stuart M. Gross
Technische Unterstützung Nancy Gerard, OTR

Mosaik Verlag

Titel der Originalausgabe: *Callanetics Countdown – 30 Days to a Beautiful Body*
Originalverlag: Random House, Inc., New York 1990
Übersetzung: Ursula Fischer
Umschlaggestaltung: Petra Dorkenwald

Achtung:
Callanetics® ist ein eingetragenes Warenzeichen der Callan Productions Corp.
und darf nicht ohne Genehmigung verwendet werden.

Der Name Callanetics® ist gesetzlich geschützt.
Der unbefugte Gebrauch des Namens Callanetics® ist strikt verboten.
Das gilt insbesondere für den *unbefugten* Verkauf oder Vertrieb von Büchern
oder Videokassetten und für unbefugte Callanetics®-Kurse.

Anfragen sind zu richten an den autorisierten Agenten:
International Creative Management, Inc.,
zu Händen Mitch Douglas
40 West 57th Street, New York,
New York 10019, USA

Wegen Informationen über Callanetics®-Studio-Franchiseverträge
oder Callanetics®-Kurse wenden Sie sich bitte an:

Hanspeter Habegger
CALLANETICS® AG
Seestraße 34
CH-8802 Kilchberg-Zürich, Schweiz
Telefon: 41 1 715 5017; Fax: 41 1 715 0751

Agnes Maes
CALLANETICS® Studios Belgium
Oosterveld
Prins Boudewijnlaan 138
B-2160 Wilrijk, Belgien
Telefon: 32 344 80655; Fax: 32 344 95887

The Callanetics® Franchise Corp.
1700 Broadway, Suite 2000
Denver, Colorado 802 90, USA
Telefon: 303 831 4455; Fax: 303 831 4466

Der Mosaik Verlag ist ein Unternehmen der Verlagsgruppe Bertelsmann
© 1990 Callan Productions Corp.
© Alle deutschsprachigen Rechte Mosaik Verlag GmbH, München 1993/5 4
Satz: Susanne Aßmann, München
Druck und Bindung: Mohndruck Graphische Betriebe GmbH, Gütersloh
Printed in Germany · ISBN 3-576-10039-3

Für Ebba Thomson und Mary Heriot

Dank für eure Zuwendung, eure Unterstützung und Ermutigung, als ich ein Kind war, und für eure Hilfe in der schwierigen Zeit, als ich meinen Lebensweg finden mußte.
Vor allem aber Dank für das Vertrauen, das ihr in mich setztet.
Ihr werdet immer einen besonderen Platz in meinem Herzen haben.

Danksagung

Ein Buch zu schreiben – das ist ein Vorgang, der mich immer aufs neue in Staunen versetzt.
Nach diesem Geständnis will ich allen danken, die dieses möglich gemacht haben,
denn eine Solokür ist es gewiß nicht gewesen.

Mein besonderer Dank gilt Rebecca Saletan, meiner Lektorin bei Random House,
für ihre unschätzbare Hilfe bei der Ordnung und Aufarbeitung einer unglaublichen Materialfülle. Becky: Ich
liebe die Art, wie Sie sich in die Sache gestürzt haben und buchstäblich
zu Boden gegangen sind, als Sie die Übungen mit mir durchgemacht haben,
um sie aus erster Hand zu kennen und zu verstehen.

Meinen Dank auch an Angela Miller, deren organisatorische Fähigkeiten mir schieren Schrecken einjagen.
Ihre Zauberkünste, dieses Buch aus dem Manuskriptstadium bis zur
Drucklegung zu befördern, waren weltrekordverdächtig.

Vielen Dank sage ich auch meinen Models Lucy Jones, Will Trinkle und Ann Whitney.
Sie hatten Callanetics nie zuvor geübt und waren bereit und begierig, alles auszuprobieren:
Und damit zeigten sie jedermann, was man auch als Anfänger erreichen kann. Außerdem, Lucy, kann ich
immer noch nicht glauben, daß Sie 62 Jahre alt und Mutter von sechs Kindern sind!

Und schließlich danke ich meinem Anwalt Marc Bailin und meinem Agenten Mitch Douglas
für ihren Glauben an mich und ihre Unterstützung bei all meinen stürmischen Vorhaben.

Warnung

Dieses Programm ist für Menschen in gesunder Verfassung gemacht. Bevor Sie dieses oder irgendein anderes Übungsprogramm beginnen, sollten Sie unbedingt den Rat und die Billigung Ihres Arztes einholen. Es ist sinnvoll, daß Sie erst einmal den ganzen Text durchlesen, um sich mit den Übungen vertraut zu machen.

Für Schwangere

In den ersten drei Monaten der Schwangerschaft dürfen Sie auf keinen Fall die Bauchübungen dieses Buches ausführen. Danach mögen Sie, behutsam geübt, ganz gefahrlos sein – aber klären Sie das zuerst mit Ihrem Arzt bzw. Ihrer Ärztin. Unternehmen Sie keine dieser Übungen, ehe der Arzt sie nicht selbst ausprobiert und erfahren hat und seine bzw. ihre Billigung gibt. Es genügt nicht, ihm oder ihr das Buch zu zeigen. Bestehen Sie darauf, daß er oder sie die Übungen macht, um die Tiefenwirkung der Kontraktionen zu prüfen.
Sie scheinen auf den ersten Blick sehr leicht zu sein, doch während der Schwangerschaft könnten sie tatsächlich zu intensiv wirken.

Callans Botschaft

Sie und ich, wir begeben uns miteinander auf eine Reise, und ich heiße Sie mit Vergnügen willkommen auf diesem Entdeckungstrip, der einem wunderbaren Organismus gilt: Ihrem Körper. Ich freue mich, daß Sie Callanetics Countdown ausgewählt haben, um Fitneß und einen schönen Körper zum Bestandteil Ihres Lebens zu machen. Ich bin um die ganze Welt gekommen und habe gelernt, daß – auch wenn jede Kultur ihre eigene Vorstellung von Schönheit hat – eine Eigenschaft allen Menschen gemeinsam ist: Sie verwenden Sorgfalt auf ihr Aussehen und ihr Wohlbefinden. Das ist eine gesunde Eigenschaft. Es ist wichtig, zu seinem Aussehen zu stehen und mit seinem Körper in Harmonie zu leben – denn wie Sie Ihren Körper erfühlen, so fühlen Sie auch sich selbst. Callanetics Countdown kann Ihnen helfen, jeden Teil Ihres Körpers zu mögen. In kurzer Zeit können die Übungen Ihre Muskeln straffen und sie von allen schwammigen und wabbeligen Pölsterchen und Wülsten befreien. Bald werden Sie feststellen, daß Sie sich rundum besser fühlen. Doch denken Sie daran: Es liegt ganz bei Ihnen, Sie müssen es auch wollen. Ich kann Ihr Leben nicht ändern – aber ich möchte Ihnen dabei helfen, die Art und Weise zu ändern, wie Sie darüber denken und fühlen.

Konzentrieren Sie sich darauf, was Sie tun, und Sie werden verblüffende Resultate sehen. Ich weiß es. Nicht allein, weil es mir selbst so ging, sondern weil mir auch viele tausend Menschen erzählt haben, welches Wohlbefinden sie durch Callanetics erlangt haben. Ich habe gesehen, wie viele Lebenseinstellungen sich dadurch zum Besseren gewendet haben, und ich glaube, daß eine so positive Sache an viele weitergegeben werden muß. Darum setze ich mich so leidenschaftlich dafür ein. Und wenn Sie erst die Veränderungen an Ihrem Körper sehen und fühlen, werden Sie diese Überzeugung gewiß teilen.

Inhalt

Warnung	7
Callans Botschaft	9
Countdown für eine straffe, wohlgeformte Figur	12
Was ist Callanetics?	12
Was ist ein schöner Körper?	14
Der Countdown in Ihrem Alltag	17
Vor dem Start	19
Dreißig Tage – wie lang ist das?	19
Wie viele Problembereiche kann man angehen?	19
Ein Wort zur Ausführung	20
Ein Wort zur Wirkungsweise	23
Ein Wort zur Umgebung	25
PHASE I, 1.– 4. Tag	27
Zum Aufwärmen	28
Unterarmstraffung	28
Hüftstreckung	31
Nackenlockerung 1	33
Nackenlockerung 2	35
Der Bauch	37
Kniebogen	38
Hebungen mit einem Bein	41
Hebungen mit beiden Beinen	43
Seitenbeugung	45
Nackenbeuge 1	47
Nackenbeuge 2	49
Beine und Innenschenkel	51
Beugen und Kippen	51
Balance	54
Kniedehnung	56
Knie- und Wadenstreckung	58
Standstreckung	60
Schenkeldruck innen	62
Po, Hüfte und Außenschenkel	64
Hockstreckung sitzend	65
Seitstreckung sitzend	67
Beckenrotation	69
Beckenschaufel	72
Schenkelstraffung vorn	75
Wirbelsäulenstreckung	77
PHASE II, 5.– 9. Tag	79
Zum Aufwärmen	80
Unterarmstraffung	80
Hüftstreckung	82
Nackenlockerung 1	84
Nackenlockerung 2	85
Der Bauch	86
Kniebogen	86
Hebungen mit einem Bein	88
Hebungen mit beiden Beinen	90
Seitenbeugung	92
Nackenbeuge 1	94
Nackenbeuge 2	95
Beine und Innenschenkel	96

Beugen und Kippen	96
Balance	98
Kniedehnung	100
Knie- und Wadenstreckung	102
Standstreckung	104
Schenkeldruck innen	106
Po, Hüfte und Außenschenkel	107
Hockstreckung sitzend	107
Seitstreckung sitzend	109
Beckenrotation	111
Beckenschaufel	113
Schenkelstraffung vorn	114
Wirbelsäulenstreckung	115

PHASE III, 10.- 16. Tag — 117

Zum Aufwärmen	118
Unterarmstraffung	118
Hüftstreckung	120
Nackenlockerung 1	122
Nackenlockerung 2	123
Der Bauch	124
Kniebogen	124
Hebungen mit einem Bein	126
Hebungen mit beiden Beinen	128
Seitenbeugung	130
Nackenbeuge 1	131
Nackenbeuge 2	132
Beine und Innenschenkel	133
Beugen und Kippen	133
Balance	135
Kniedehnung	136
Knie- und Wadenstreckung	138
Standstreckung	140
Schenkeldruck innen	141
Po, Hüfte und Außenschenkel	142
Hockstreckung sitzend	142
Seitstreckung sitzend	144

Beckenrotation	146
Beckenschaufel	148
Schenkelstraffung vorn	150
Wirbelsäulenstreckung	151

PHASE IV, 17.- 30. Tag — 153

Zum Aufwärmen	154
Unterarmstraffung	154
Hüftstreckung	156
Nackenlockerung 1	157
Nackenlockerung 2	158
Der Bauch	159
Kniebogen	159
Hebungen mit einem Bein	161
Hebungen mit beiden Beinen	163
Seitenbeugung	165
Nackenbeuge 1	166
Nackenbeuge 2	167
Beine und Innenschenkel	168
Beugen und Kippen	168
Balance	170
Kniedehnung	172
Knie- und Wadenstreckung	174
Standstreckung	175
Schenkeldruck innen	176
Po, Hüfte und Außenschenkel	177
Hockstreckung sitzend	177
Seitstreckung sitzend	179
Beckenrotation	180
Beckenschaufel	182
Schenkelstraffung vorn	184
Wirbelsäulenstreckung	185

Nach dem Countdown	186
In Form bleiben	186
Sich selbst überwinden	187

Countdown für eine straffe, wohlgeformte Figur

Seit dem Erfolg meines ersten Buches haben mir Menschen aus aller Welt geschrieben und nach einem weniger zeitraubenden Programm gefragt. Sie wollten gerne besser in Form kommen, doch sie schienen für das regelmäßige Ein-Stunden-Programm Callanetics nicht genügend Zeit erübrigen zu können. Ich kann das verstehen. Wir leben in einer Welt voller Hektik und Streß, und ich habe das gleiche Problem. Ich habe auch viele Briefe mit der Anfrage erhalten, ob man sich nicht auf einen Teil des Callanetics-Programms beschränken könne, um mit den Übungen nur gegen bestimmte Problembereiche wie Schenkel und Po oder den Bauch anzugehen. Auf diese Bitte hin habe ich Callanetics Countdown geschrieben. Ich glaube, daß jeder Mann und jede Frau Anspruch darauf haben – unter welchem Zeitdruck sie auch stehen –, einen möglichst schönen Körper zu haben. Dieses Buch ist meine Antwort an alle überbeschäftigten Menschen.

Sie können Callanetics Countdown starten, weil Sie „Erste Hilfe" nötig haben: Vielleicht stehen die Ferien bevor, und es wird Ihnen plötzlich klar, daß Sie sich zum erstenmal seit Monaten wieder in einen Badeanzug stecken müssen. Oder es kommt ein besonderes Ereignis auf Sie zu, und es steht Ihnen der Sinn nach einem hautengen Abendkleid. Was immer der Anlaß sein mag: Ich hoffe, daß Ihnen das Ergebnis nach 30 Tagen so gut gefällt und Sie sich so wohl fühlen, daß Sie Gesundheit und Fitneß zu einem dauernden Bestandteil Ihrer Lebensweise machen. Mein Ziel ist, Ihnen ein neues Verhalten zu vermitteln – gegenüber Ihrem Körper und Ihrem Leben.

Wie so viele vor Ihnen werden Sie feststellen, daß Callanetics eine fortschreitende Entwicklung in Gang setzt. Egal, wie alt und in welcher Verfassung Sie sind: Ihre Muskeln werden Dinge vollführen, die Ihnen noch beim letzten Versuch völlig unmöglich schienen. Mit nur 20 Minuten täglicher Übung erhalten die Problembereiche Ihres Körpers wieder Straffheit und Spannung. Und binnen 30 Tagen sehen und fühlen Sie einen gewaltigen Unterschied.

Was ist Callanetics?

Die Grundprinzipien von Callanetics sind nicht verändert worden, sondern ich habe mit dem Countdown einen neuen Weg entwickelt, Erfolge zu erzielen.

Wie Callanetics wirkt

Allen meinen Programmen ist gemeinsam, daß sie eine Folge von Übungen nutzen, mit denen die wichtigen Muskelpartien des Körpers einem Tiefentraining unterzogen werden, ohne daß sie dadurch zunehmen. Man hat von Callanetics als „mühelosem" Training gesprochen; aber wie jeder Erfahrene Ihnen sagen kann, schaut das nur mühelos aus. Es ist nicht schwierig – aber Ihre Muskeln arbeiten, und das spüren Sie. Während die Kraft der Muskelstränge wächst, fühlt man, wie die Übungen schichtweise tiefer und tiefer wirken. Durch das Training dieser größeren Muskeln erreichen Sie schnelle Resultate und den schönen, elastischen Körper, den Sie haben wollen. Und mit einemmal erscheinen Ihnen die Bewegungen, an die Sie einst kaum denken konnten, wie ein Kinderspiel.

Die Bewegungsweise der Callanetics

Bei Callanetics liegt die Betonung immer auf winzigen, feinen, genauen Bewegungen in äußerst langsamem Ablauf – ich nenne das dreifach verlangsamte Bewegung. Das ist ein sehr effektiver Weg zu einem straffen, jugendlichen Körper – und er ist extrem sicher. Sobald Sie die Übungen kennengelernt haben, wird Ihnen auffallen, daß ihre Technik Sie davor schützt, die untere Rückenpartie zu belasten. Tatsächlich vermindern diese Übungen sogar den Druck auf den Rücken, weil sie die Wirbelsäule im gleichen Moment strecken, in dem Sie mit den umgebenden Muskeln arbeiten. Callanetics verwendet keinerlei „ballistische" Techniken, keine hüpfenden oder ruckartigen Bewegungen, mit denen man einen Muskel leicht zerren kann. In meinem Wörterbuch finde ich dafür Begriffe wie Springen, Hüpfen, Schnellen, Prallen. Für mich sind das alles abrupte, rasche und starke Bewegungen. Bei Callanetics dürfen Sie niemals hüpfen oder irgendwelche plötzlichen, ruckartigen Bewegungen machen. Es ist sehr wichtig sich einzuprägen, daß diese Bewegungen völlig anders sind. Bei Callanetics handelt es sich eher um einen Impuls, in dem Sie genau das Maß an Kraft kontrollieren können, das auf einen Muskel ausgeübt wird. Die Bewegungen sind winzig – innerhalb einer Spanne von zwei bis acht Millimetern! Nehmen Sie einen Maßstab, und schauen Sie nach, wie wenig das ist – die meisten sind sehr überrascht. Diese Bewegungen sind so subtil, daß sie sich fast nur im Kopf abspielen. Schon vor langer Zeit habe ich die Leute davor gewarnt, ihren Körper mit diesen gräßlichen hüpfenden und ruckartigen Bewegungen zu malträtieren, die oft und irrtümlich mit Fitneß gleichgesetzt werden. Die wissenschaftliche Erkenntnis hat mir recht gegeben, und es ist sehr befriedigend, zu sehen, daß sich die Zeiten geändert haben und verantwortungsvolle Menschen zu langsameren Bewegungsweisen übergehen, die dem Körper zuträglicher sind. Es verschafft mir auch Genugtuung, zu hören, daß heute viele Trainer und Ärzte auf der Höhe der Fitneßbewegung Callanetics empfehlen. Doch unseligerweise gibt es noch immer Leute, die mit den hochwirksamen oder „high-impact"-Methoden fortfahren, und das bedeutet eine hohe Verletzungsgefahr. Viele Programme propagieren nun die geringe Belastung, „low impact" – aber Callanetics war immer „no impact", belastungsfrei. Durch kleine, sanfte Bewegungen erleben Sie das wunderbare Gefühl, richtig mit Ihrem Körper umzugehen. Wenn Sie dieses Bewußtsein haben, kontrollieren Sie den Körper – und nicht die Bewegung Sie. Auf diese Weise lernen Sie, was in Ihrem Körper vorgeht und auf seine Signale zu achten. Und damit schützen Sie sich vor Verletzungen.

Diese winzigen Bewegungen vollbringen jedoch viele kleine Wunder, manche sagen: große. Bei der konventionellen Weise zum Beispiel, sich aufzusetzen, reißen Sie den ganzen Oberkörper vom Boden hoch und bestreiten damit einen fürchterlichen Kampf gegen die Gesetze der Schwerkraft. Weil aber bei den meisten Menschen die Bauchmuskeln dafür viel zu schwach sind, wird das durch den Einsatz anderer Muskelgruppen kompensiert – den der Rückenmuskeln, besonders in der empfindlichen Kreuzpartie, und sogar der Beine. Im Gegensatz dazu stellen die winzigen, eng begrenzten Bewegungen der Callanetics-Übungen den Bauchmuskeln eine Aufgabe, die sie selbst und sie ganz alleine vollbringen können, und zwar im Rahmen ihrer jeweiligen Kapazität und nicht mehr. Sobald die Muskeln dann stärker werden, arbeiten sie tiefer und damit sozusagen auf einer höheren Ebene. Dasselbe gilt für das Callanetics-Training anderer Körperpartien.

Vollkommene Entspannung

Wieder und wieder werde ich Sie in diesem Buch auffordern, Ihren Körper während der Übungen vollkommen zu entspannen. Für Menschen ohne Callanetics-Erfahrung ist es sehr schwer, zu begreifen, was das bedeutet. Natürlich ist es ganz unmöglich, einen Muskel gleichzeitig anzuspannen und zu entspannen – aber das meine ich auch nicht. Worum ich Sie bitte ist, Ihre Muskeln nicht angestrengt zu spannen – weder die unmittelbar betroffenen noch irgendwelche anderen. Anspannung – das ist jede Kontraktion, die stärker ist als für die verlangte Bewegung erforderlich – bedeu-

tet zusätzliche Arbeit für die Muskeln und erschöpft sie; und dann können Sie nicht das Wirkungsniveau erreichen, zu dem Sie fähig sind. Je besser Sie sich entspannen können, desto eher werden Sie Ihre Fähigkeiten entdecken.
Dieser Entspannungszustand muß Geist und Körper erfassen. Die Menschen nehmen gar nicht wahr, wie starr und verkrampft ihre Muskeln allein durch den alltäglichen Streß und den Mangel an Bewegung werden. Der Körper ist nicht dafür gemacht, den ganzen Tag hinter dem Schreibtisch zu hocken! Jüngere Forschungen haben ergeben, daß der Muskeltonus sehr schnell verkümmert. Er kann sich schon binnen zwei Tagen vermindern. Sie brauchen nur daran zu denken, wie Sie sich nach kurzer Bettlägrigkeit fühlen: wacklig auf den Beinen! Die Muskeln erschlaffen, weil sie nicht benutzt werden und nicht tun, wofür sie bestimmt sind.
Aber die Menschen nehmen auch nicht mehr wahr, wie verkrampft und unbeweglich ihre gesamte Einstellung wird; sie werden gereizt und reizbar, anfällig für nervöse Kopfschmerzen und Muskelkrämpfe und krankhafte Spannungsreaktionen. Wäre es nicht wunderbar, wenn jeder jeden Tag ein paar Augenblicke zur Entspannung und Meditation einplanen könnte? Doch für viele Leute ist das gar nicht realistisch. Darum schlage ich eine Alternative vor: Benutzen Sie Ihre Übungszeit, Ihre Gedanken zu ordnen und sich in einen Zustand zu versetzen, der Ihren Körper entspannt. Wenn Sie sich auf Ihren Körper konzentrieren, können Sie sich von allem anderen befreien; und je mehr Sie sich entspannen, desto intensiver wirken die Übungen, weil ihnen keine Blockierung entgegensteht. Wie ein erquickender Schlummer füllt Entspannung Ihr Energiedepot wieder auf, klärt die verworrenen Gedanken und hilft Ihnen, die Dinge wieder anders und ruhiger zu betrachten. Sie haben sich selbst wieder unter Kontrolle und sind gelöst. Sie agieren, anstatt zu reagieren; und das ist wirklich sehr viel gesünder.
Wenn Sie bei einer Übung – zum Beispiel – das Bein heben sollen: Dann tun Sie dies mit einem Minimum an Kraftaufwand. Entspannen Sie Ihre Zehen, lösen Sie Ihre Knie, halten Sie Ihre Schultern ganz locker. Sie werden entdecken, daß das Geschenk der Entspannung weit über die Wohltat der Übung hinausreicht.

Was ist ein schöner Körper?

Es gibt keine Zauberwesen, und es gibt keinen vollkommenen Körper. Aber Callanetics Countdown kann Ihnen zu einem besseren Körper verhelfen – eine Körper, auf den Sie stolz sind. Einen schönen Körper zu haben – das hat für jeden eine andere Bedeutung. Eine kann sein, gut auszusehen, mit oder ohne Kleider. Eine andere, und die mag ich besonders: Am Morgen aus dem Bett zu springen, gespannt und bereit für den Tag, und sich nicht noch einmal müde und mißmutig für fünf Minuten auf die andere Seite zu drehen. Es bedeutet, daß man die Energie und Vitalität besitzt, sich frisch ins Leben zu stürzen und nicht mühsam durch die Tage zu schleppen. Einen schönen Körper haben heißt gewiß nicht, festgesetzten Schönheitsmaßen zu entsprechen. Und es spielt gar keine Rolle, welchem Körpertypus Sie angehören oder wie fit Sie sind – mit Callanetics Countdown werden Sie Verbesserungen erleben. Ein schlaffes und schwammiges Aussehen steht niemandem gut – und niemand muß damit leben. Damit Sie sich eine Vorstellung machen können, was Sie durch Callanetics erreichen, sollten Sie Ihren Körpertyp erkennen. Wie Sie wahrscheinlich wissen, gibt es drei Grundtypen.
Der ektomorphe Typus ist von Natur aus hager und neigt mit langen Armen und Beinen und schmalen Gelenken zu „eckigem" Aussehen. Die Muskeln haben gewöhnlich einen geringen Fettanteil. Bei diesem Typ gibt Callanetics dem Muskelgewebe Form und Gestalt.
Beim mesomorphen Typus ist das Gewicht gleichmäßig auf den Körper verteilt. Er ist von der Konstitution her kräftig, ziemlich gedrungen und in der

Regel recht muskulös. Doch durch mangelnden Gebrauch und bei zunehmendem Alter droht die Muskulatur zu erschlaffen, und das Gewebe hängt durch. Callanetics strafft die Muskeln und bringt das Gewebe wieder auf den richtigen Platz.

Beim endomorphen Typus sind die Körperproportionen kompakter als bei den beiden anderen. Er tendiert zu breiteren Hüften, dickeren Gelenken und mehr Fettgewebe. Außerdem legt er leicht an Gewicht zu. Callanetics kann diesen Körper wieder in Form bringen, weil es die Muskulatur wieder spannt und strafft. Das Gewicht wird besser aufgefangen, und man kann auf magere Kost verzichten.

Ihr Körpertypus liegt fest. Sie können ihn weder durch Diät noch Körperübungen verändern. Er wird durch Ihre Gene bestimmt. Aber es ist ebenso wichtig zu wissen: Ungenutzte, außer Form geratene Muskeln gehören zu keinem dieser Typen.

Mir persönlich ist der Typ meines Körpers völlig gleichgültig, solange er nur straff, formvoll und kraftvoll ist.

Das Gute an Callanetics ist: Es wirkt auf die meisten Körperpartien, die die Leute für „problematisch" halten – den Umfang und die Form der Beine, des Pos, der Hüften, der Taille -, und es strafft die schlaffe Haut unter den Armen und anderswo.

Als erstes wird sich Ihre Haltung verbessern. Schon nach einigen Übungen von insgesamt weniger als einer Stunde werden Sie das sehen und spüren. Fast alle Callanetics-Übungen strecken durch die Kontraktion der Muskeln die Wirbelsäule. Der Nackenbereich und die Partie zwischen den Schulterblättern lockern sich sanft, und es fällt Ihnen leichter, die Schulterblätter zurückzunehmen und aufrechter zu stehen. Der Nacken wirkt länger, und dadurch wirken Sie größer. Gewichtigere Personen bekommen ein schlankeres Aussehen, weil die Muskeln kräftiger werden, den Körper strecken und straffen und seine Konturen glätten. Sogar wenn Sie schon schlank oder durchtrainiert sind, kann Callanetics durch die Spannung des Muskeltonus Ihre Figur noch besser zur Geltung bringen.

Da die Gelenke zu beiden Seiten durch Muskelgruppen gestützt und bewegt werden, bedeuten kräftige Muskeln auch kräftige Gelenke, die für Verrenkungen oder Bänderverletzungen weniger anfällig sind. Sie werden entdecken, daß sich Ihnen mit der Stärkung der Muskeln eine neue Bandbreite von Bewegungen in neuer Leichtigkeit und Grazie erschließt. Ihr Schritt wird leichter. Beim Unterricht kann ich die Fortschritte meiner Schüler schon bei ihrer Ankunft abmessen. Wenn sie den langen Gang zum Studio entlangkommen, kann ich sie zwar nicht sehen – aber ich kann sie hören. Bei den Anfängern klingt es wie der Ansturm einer Herde wilder Büffel. Ein paar Lektionen später bewegen sie sich wie ein Rudel Rehe.

Fett: ein Schreckenswort
Callanetics hat nichts zu tun mit „Fett verbrennen", „Fett loswerden" oder „abspecken". Ich verbinde solche Ausdrücke nicht mit Callanetics, aber ich weiß natürlich: Es geht dabei immer um Gewichtsabnahme, und dazu habe ich eine sehr bestimmte Meinung.

Wenn es nach mir ginge, sollten Sie sich erst gar nicht auf die Waage stellen und die Sache dem jährlichen Check-up bei Ihrem Arzt überlassen. Bei den meisten Menschen ist das Problem eher ein aus den Fugen geratener Körper als Übergewicht. Ich bin mehr am Aussehen eines Körpers interessiert als an Gewichtsangaben. Mit Callanetics können viele Leute einen wunderschönen Körper haben, ohne auch nur ein Pfund abzunehmen. Wenn Sie sich jedoch entscheiden, gleichzeitig mit Callanetics eine Abmagerungskur zu beginnen, dann wird Callanetics den Effekt verdoppeln, weil es Ihre ganze Muskulatur spannt und strafft: Es scheint, als hätten Sie das zweifache Gewicht verloren.

Ich muß dabei immer an eine Schülerin denken, die nun wirklich eine Portion Übergewicht hatte. Deshalb machte sie Callanetics und eine Diät und verlor 17 Kilo Gewicht. Sie sah großartig aus. Die Kolleginnen in ihrem Büro staunten, und jede fragte sich, wieviel sie abgenommen habe. Sie starteten eine Umfrage, an der 22 teilnahmen.

Gewonnen hat keine: Sie tippten alle auf 35 bis 38 Kilo!

Bei einem gesunden Menschen sind zwei von neun Pfund Fett. Fett scheint ein „dirty word" zu sein, doch in Wahrheit braucht es jeder Mensch. Besonders in kalten Zonen ist Fett als Wärmeschutz notwendig. Außerdem hält es die Haut geschmeidig und weich. Bei Frauen ist der Fettanteil des Gewebes von Natur aus höher als bei Männern, und es ist auch anders verteilt, stärker an Bauch, Hüften und Schenkel. Wegen dieser Fettschichten, so sagt man uns Frauen oft, sei es für uns auch schwieriger, diese Körperpartien zu straffen. Aber Callanetics festigt und strafft gerade diese Partien besonders wirkungsvoll, weil es die Muskeln tiefer durcharbeitet als die gewohnten Übungsmethoden. Bei Callanetics Countdown werden Sie erleben, daß Sie fast jede der sogenannten Problemzonen straffen und festigen können, und darum finde ich die Vorstellung einer „gezielten" Gewichtsabnahme so verwirrend. Die Fachleute sagen, so etwas gäbe es nicht. Wenn aber eine bestimmte Körperpartie gestrafft und gefestigt wird, dann sprechen, so meine ich, die Ergebnisse für sich selbst. Erst kürzlich schrieb mir eine Frau, sie habe durch Callanetics ihren Schenkelumfang um insgesamt 20 Zentimeter reduziert. Das klingt schon sehr nach gezielter Behandlung – aber spielt es eine Rolle, wie wir das nennen? Diese Frau war jedenfalls sehr glücklich darüber.

Thema Essen

Ich finde es schon erstaunlich, wie viele Leute glauben, sie könnten sich schön hungern. Ihr Körper ist ein komplexes, lebendiges System, ein verschlungener Mechanismus, der Treibstoff braucht, um wirkungsvoll zu funktionieren. Wenn Sie einen schönen Körper haben wollen, dann ist Essen in Form einer nährstoffreichen, ausgeglichenen Kost der Treibstoff, den Ihr Körper braucht. Für Ihre Figur wird Callanetics sorgen.

Wenn ich meine Callanetics-Übungen regelmäßig einhalte, brauche ich mir um die Art meiner Kost keine Gedanken zu machen. Viele meiner Schüler erzählen, daß sich ihre Ernährungsgewohnheiten geändert haben, weil sie durch Callanetics ihren Körper besser wahrnehmen. Die Übung löst Spannung und damit im Gehirn auch die Sekretion von Endorphinen aus – das sind die Hormone, die Ihr Wohlgefühl beeinflussen. Wie immer die wissenschaftliche Erklärung sein mag: Viele meiner Schüler haben festgestellt, daß nach der Aufnahme eines geregelten Callanetics-Programms „junk food" ihren Reiz verlor. Sie hatten nicht länger Heißhunger auf Süßigkeiten. Sie achteten mehr darauf, wie sie sich ernährten. Sie mieden Fettes, Fritiertes, Zucker und Produkte aus raffiniertem Mehl – und sie nahmen ab. Sie haben sich nichts versagt, sondern zu Gesünderem wie Kartoffeln und Vollkornprodukten gegriffen. Manche halten es für das Beste, nach sechs Uhr abends nur mehr sehr wenig zu essen. Und sie trinken Wasser in Mengen: Wie Ihnen jeder Ernährungswissenschaftler sagen kann, hilft das dem Körper, die Gifte hinauszuschwemmen. Alle berichten, daß sie sich energiegeladener und vitaler fühlen. Der Schlüssel, denke ich, liegt in der Mäßigung und gesunden, vollwertigen Lebensmitteln – in Kombination mit den Übungen natürlich!

Ein Tip noch: Ich bin ein Schokoladenfan – ich träume sogar von Schachteln voller Pralinen. Doch wenn ich wach bin und der Drang mich überfällt, dann schnüffle ich drei-, viermal tief an einem Schokoladenriegel – und das Verlangen ist gestillt.

Der Countdown in Ihrem Alltag

Callanetics Countdown ist ein ungeheuer flexibles Programm, das sich so gut wie jeder Situation oder Lebensweise anpassen läßt. Unabhängig von Ihrem Beruf, Ihrem Alter, Ihrem Zeitplan: Ihr Leben wird dadurch gesünder und angenehmer.
Callanetics Countdown ist ganz hervorragend für ältere Menschen. Altern bedeutet in keiner Weise, daß man Fitneß und Konstitution vergessen kann. Geben Sie sich nicht mit weniger zufrieden, glauben Sie nicht Ihren eigenen Entschuldigungen: Der Countdown gibt Ihnen die unbegrenzte Energie, die Ihnen in jedem Alter zusteht.
Es ist wohl wahr, daß in jeder Sekunde des Tages die Schwerkraft Ihren Körper runterzieht. Mit dem Älterwerden neigt jeder Teil des Körpers dazu, dem nachzugeben, sogar Ihre Nasenspitze. Ich möchte sagen, daß Callanetics der Schwerkraft trotzt: Denn wenn Sie an der Stärkung Ihrer Muskeln arbeiten, heben sie sich und die Haut mit ihnen. Das ganze Gewebe hebt sich und nimmt wieder jugendlichere Gestalt an. Die Muskeln wirken wie ein natürlicher Gürtel, halten Sie im Zaum, und richten Sie auf.
Mit dem Altern läßt der Stoffwechsel nach, und folglich verbrennt man die Kalorien nicht mehr so rasch. Deshalb neigt man dazu, mit den Jahren an Gewicht zuzulegen, und hat Schwierigkeiten, den Speck der mittleren Jahre wieder loszuwerden. Anders als bei vielen anderen Übungsmethoden hängt der Erfolg von Callanetics jedoch nicht davon ab, Kalorien zu verbrennen, so daß jeder die gleichen raschen und zuverlässigen Resultate erreichen kann.
Wie im nächsten Kapitel beschrieben, können Sie Callanetics Countdown leicht Ihrem besonderen Tempo und dem Maß Ihrer Aktivität anpassen. Ältere Leute werden vielleicht langsamer vorgehen. Doch wie Sie auch mit dem Programm umgehen: Sie werden feststellen, daß es gegen die Schmerzen und Versteifungen der Arthritis hilft und der Entwicklung von Osteoporose vorbeugen oder sie verlangsamen kann. Auch wenn Ihnen solche Alterserscheinungen fremd sind, wird Ihnen auffallen, daß sich Ihr Kreislauf bessert, Ihr Schritt lebhafter wird und Sie länger unbeschwert stehen und weiter gehen können.
Für gehetzte Geschäftsleute ist Callanetics Countdown geradezu ideal. Sie brauchen keine besondere Ausstattung dafür, nicht mehr als 20 Minuten täglich und können es buchstäblich überall üben – im Büro oder sogar unterwegs im Hotelzimmer. Wenn Sie erst die Übung haben und es wirklich sein muß, können Sie dabei auch telefonieren.
Sollten Sie gerade entbunden haben, werden Sie wie die meisten Frauen das Gefühl haben, die Natur habe Ihren Körper in einer Weise gedehnt, von der Sie sich nie erholen werden. Callanetics Countdown – besonders die Bauchübungen – kommt Ihnen da zu Hilfe und ist maßgefertigt für Ihren neuen Zeitplan. Babys machen nun einmal ihren Stundenplan ohne jede Rücksicht auf andere. Mit Callanetics Countdown können Sie Ihr Problem lösen. Sie machen Ihre Übungen, während das Baby schläft oder neben Ihnen liegt, so daß Sie stets ein Auge auf das Kleine haben können. Sie brauchen nicht zu warten, bis ein Studio öffnet oder das Fitneßprogramm im Fernsehen anläuft. Sie können üben, wann es Ihnen paßt – und sei es mitten in der Nacht. Vielleicht haben Sie das Gefühl, daß Ihr Körper so nicht ganz zu seinem Recht kommt – aber denken Sie daran, was er hinter sich hat, und haben Sie Geduld. Mit Callanetics Countdown können Sie ungestört zu Hause üben, und Sie werden sehr schnell Ergebnisse sehen.
Gewöhnlich wartet man nach der Entbindung ungefähr sechs Wochen, ehe man mit irgendeinem Übungsprogramm beginnt; zuvor sollten Sie das natürlich mit Ihrem Arzt besprechen. Haben Sie aber begonnen, werden Sie erstaunt sein, wie rasch Sie Ihren Muskeltonus wiedergewinnen – gleichgültig, welche Kondition Sie vor der Schwangerschaft besaßen. Beginnen Sie langsam, und lassen Sie sich Zeit. Ihre Fähigkeiten wachsen mit der Stärkung Ihrer Muskeln, darum dürfen Sie nur nach Ihrem eigenen Tempo vorgehen.
Wenn Sie Ihr Baby stillen, kann es schon sein, daß Sie dauernd Hunger haben und viel mehr essen

als zuvor. Callanetics Countdown wird Ihnen helfen, Ihre Figur zu halten.

Fitneß für alle

Gute Gewohnheiten sollte man früh erlernen. Wenn Sie Kinder haben, können Sie ihnen schon in frühen Jahren ein Gefühl für ihren Körper beibringen – sie müssen wissen, daß es Spaß macht, auf seinen Körper zu achten! Die meisten Kinder sind so gesund und aktiv, daß sie Beweglichkeit und Haltung natürlich entwickeln. Darum meine ich, daß man mit Callanetics Countdown erst im Alter von etwa acht Jahren beginnen sollte; aber natürlich sollten Sie darüber erst mit Ihrem Kinderarzt sprechen. In diesem Alter ist ein Kind aufgeweckt genug, sich auf diese Körperbewegungen einzustimmen und zu spüren, wie es seine Muskeln einsetzen kann. Das verleiht ihm Körperbewußtsein und ein Gefühl für sich selbst, was es hoffentlich ein Leben lang bewahrt. Außerdem ist das ein hervorragender Weg zu guter Körperhaltung.

Mit Callanetics kann man die ganze Familie dazu bringen, etwas miteinander zu tun. Eltern leiten ihre Kinder an, Großeltern helfen den Enkeln, die älteren bringen es den jüngeren Geschwistern bei. Es ist eine Gelegenheit, die Zeit sinnvoll miteinander zu verbringen und Nützliches zu tun.

Wie Sie sehen werden, ist Callanetics Countdown anders als andere Übungsprogramme. Es kann Ihren Körper verändern – und auch Ihr Leben. Es stützt sich auf Elemente des Yoga, des Balletts, des Modern Dance, des Tai Chi, des Bauchtanzes – und den guten alten Menschenverstand. Diese Ergebnisse haben meine Schülerinnen und Schüler wieder und wieder bestätigt: Sie werden mehr Energie entfalten, sich besser und ruhiger fühlen, sich mit großer Grazie und Leichtigkeit bewegen – und als Dreingabe einen straffen, wohlgeformten Körper bekommen. Es wird nicht sehr lange dauern, bis Sie die Unterschiede zu merken beginnen. Ihre Beine wirken bald länger, Ihr Po wird straff und rund, Ihre Schenkel fester, der Bauch flacher und die Taille schmaler. Jeden Tag werden Sie sich ein bißchen besser gefallen. Sie werden sich auf ganz neue Weise betrachten und anfangen, Ihre ganz eigene Schönheit zu erkennen. Mit Callanetics Countdown wird der Körper auf jeden Fall (noch) besser aussehen.

Vor dem Start

Callanetics Countdown ist ein neuartiges Übungsbuch: Sie können ganz nach Ihren Wünschen vorgehen. Suchen Sie den Körperbereich oder die Partien, die Sie bearbeiten wollen.
Das 30-Tage-Programm ist in vier Phasen aufgeschlüsselt, deren jede über die vorige hinausführt. Da Ihre eigene Entwicklung gemäß dem Ausgangsstadium Ihrer Muskulatur voranschreitet, gibt es bei diesen Übungen keinen „allein richtigen Weg". Sie müssen entscheiden, was für Sie richtig ist. Je besser Sie allerdings informiert sind, desto besser wird Ihre Entscheidung sein. Darum lassen Sie uns mit den naheliegenden Fragen anfangen.

Dreißig Tage – wie lang ist das?

Dieses Buch verspricht Ihnen, Ihre Problemzonen in 30 Tagen in den Griff zu bekommen. Sind das 30 Tage in Folge? Die Antwort ist Ihnen überlassen. Für ein gutes Ergebnis müssen Sie Ihr 20-Minuten-Programm 30mal absolvieren. Wie Sie das aufgliedern, hängt von Ihnen und Ihrem Zeitplan ab. Sie können es 30 Tage lang an jedem einzelnen tun. Sie können es sechsmal die Woche über fünf Wochen oder fünfmal die Woche über sechs Wochen tun. Wir wollen festhalten: Da jeder Körper anders beschaffen ist, können Sie allein entscheiden, ob Sie täglich üben wollen. Beachten Sie bei diesen Übungen bitte: Die feinen, abgestimmten Bewegungen verursachen nicht die Strapazen und den Verschleiß, den andere Übungsmethoden mit Gewichten, ruckartigen Bewegungen und jähen Belastungen auslösen. Sie können deshalb Callanetics jeden Tag üben, und zwar vollkommen sicher. Hauptsache ist, daß Sie üben; und je öfter Sie es tun, desto schneller sehen Sie Resultate.

Wie viele Problembereiche kann man angehen?

Die Problembereiche des Körpers kann man in drei Zonen aufgliedern:
1. Bauch
2. Beine (einschließlich Innenschenkel)
3. Po, Hüften und Außenschenkel

Das 20-Minuten-Programm umfaßt die Übungen zum Aufwärmen und jeweils eine dieser Zonen. Wenn Sie zum Beispiel Ihren Bauch glätten wollen: Dann folgen Sie dem 30-Tage-Programm für den Bauch, das Aufwärmen und die entsprechenden Übungen und Streckungen für den Bauch einschließt. Das machen Sie jedesmal. Wenn Sie Zeit haben und einen zweiten Problembereich angehen wollen, dann fügen Sie die entsprechenden Übungen hinzu (können aber natürlich auf das Aufwärmen verzichten!). Ihr Programm wird 10 bis 15 Minuten länger dauern. Sobald Sie besser in Übung sind, können Sie bei gleicher Kontrolle rascher von einer Übung zur nächsten gehen und brauchen dann weniger Zeit.

Ein Wort zur Ausführung

Am Anfang jeder Übung finden Sie eine Beschreibung der Körperpartien, auf die sie einwirkt, und nach der Anleitung eine „Achtung"-Liste, durch die Sie die üblichen Fehler vermeiden können. Am Ende jedes Übungsabschnitts sind „Wiederholungen" angegeben. Sie sagen, wie oft Sie die Übungen jeweils wiederholen oder wie lange Sie zählen sollen und wann sich diese Zahlen steigern. Wenn Sie diese Zahl nicht in einer Folge erreichen können, dann machen Sie daraus mehrere Folgen. Mit der Zeit und für das beste Ergebnis sollten Sie die angegebene Anzahl erreichen. Doch die Sicherheit kommt zuerst: Zwingen Sie sich zu nichts und niemals! Wechseln Sie die Seiten, wann immer nötig, damit sich die Muskeln zwischen den Folgen ausruhen können. Wenn Sie mehr als die täglich geforderte Anzahl leisten können, dürfen Sie die Wiederholungen eher steigern; und wenn Sie sich stark genug fühlen, können Sie auch zur nächsten Phase übergehen. Die Resultate werden sich dann früher einstellen.

Es ist wichtig, der Reihenfolge des Programms zu folgen. Beginnen Sie immer mit den Übungen zum Aufwärmen, und fahren Sie dann mit den übrigen in der vorgegebenen Anordnung fort. Die Muskeln werden in einer bestimmten Abfolge durchgearbeitet, um ihre Erschöpfung auszuschließen. So stellen sich die besten Resultate ein. Bei Callanetics sind die Übungen ein wenig anders als bei anderen Ihnen vertrauten Methoden. Weil Sie beim Countdown keine große Kraftanstrengung brauchen, ist auch ein intensives Aufwärmen nicht notwendig. Die Übungen selbst strecken die Muskeln und ziehen sie wieder zusammen – mit anderen Worten: Sie dienen selbst der Aufwärmung. Die Abschnitte „Zum Aufwärmen" zu Beginn jeder Phase enthalten einige einfachere Übungen zur Streckung und Kontraktion der Muskeln und konzentrieren sich auf Nacken, Taille und Unterarme. Sie bereiten Sie psychisch und physisch darauf vor, die nachfolgenden anspruchsvolleren Übungen anzugehen. Denken Sie daran: Dies ist eine anders geartete Übungsmethode, und folglich sind auch die „warm-ups" anders. Callanetics ist ein umfassendes System von Kontraktionen und Streckungen. Das gesamte Stretching ist darauf angelegt, die folgenden Spezialübungen zu ergänzen. Seine Ausführung stellt sicher, daß Sie dann auch wirklich die speziellen Muskeln erreichen, mit denen Sie arbeiten müssen. Durch das Stretching vermeiden Sie übliche Verletzungen wie Sehnen- und Bänderrisse, und es ist ebenso wichtig, weil es die Muskeln nach der Kontraktion wieder dehnt und damit der Bildung von Muskelpaketen vorbeugt. Durch diese Kombination von Kontraktionen und sanften Streckungen gelangen Sie ohne Verletzungsgefahr zu den Resultaten, die Sie sich wünschen.

Hier noch ein paar einfache Regeln zum Stretching:

■ Lassen Sie sich von Ihrem Körper sagen, wie weit Sie strecken können. Vergleichen Sie Ihre Fähigkeit niemals mit der anderer. Manche Menschen haben Muskeln mit größerer Flexibilität, die darum leichter zu strecken sind.

■ Jeder Körper ist anders, jeder Tag ist anders, und jede Übungssituation auch. Verlangen Sie deshalb von Ihren Muskeln nicht, sich jedesmal auf die gleiche Weise zu strecken.

■ Seien Sie sanft. Das Stretchen der Muskeln spannt auch die Sehnen und das Bindegewebe um die Muskeln. Wenn sie nicht auf die ihnen angemessene Weise gestreckt werden, können die Muskeln sich verkürzen, und das kann ihre Bewegung einschränken.

■ Bewegen Sie sich in dreifach verlangsamter Bewegung (siehe unten).

Ich verwende in diesem Buch bestimmte Begriffe, mit denen Sie kaum vertraut sein werden.

Dreifach verlangsamte Bewegung

Damit auch ganz gewiß Sie die Bewegung kontrollieren und nicht die Bewegung Sie, ersuche ich Sie dringend um eine „dreifach verlangsamte Bewegung". Denken Sie zum besseren Verständnis an eine Filmsequenz, die in Zeitlupe abläuft. Wenn Sie sich jetzt noch langsamer bewegen - dann haben Sie eine dreifach verlangsamte Bewegung.

Diese Arbeitsweise gibt die Gewähr, daß Sie Ihre Muskeln mit dem angemessenen Respekt behandeln.

Straffen Sie den Po, und versuchen Sie, die Beckenpartie so zu bewegen oder zu „kippen", als wollten Sie Ihr Schambein zum Nabel bringen. Diese Bewegung stärkt die Muskeln des Bauches, der Schenkel innen und vorn und die des Gesäßes – und beim Stehen auch noch die der Waden und Füße. Wenn Sie dieses Kippen perfekt beherrschen, werden Sie die Streckung unten im Rücken spüren und die gewachsene Flexibilität Ihrer Wirbelsäule. Und je kräftiger die Muskeln werden, desto stärker können Sie das Becken kippen.

Das Becken kippen

Wenn irgendeine Bewegung den Schlüssel zu Callanetics bildet, dann ist es das Kippen des Beckens. Sie müssen sich das Becken als Verbindungsglied zwischen Oberkörper und Unterkörper vorstellen. Es gibt keine Muskeln, die allein zur Bewegung des Beckens bestimmt sind, sondern seine Bewegung wird durch die Muskeln der Beine und des Rumpfes kontrolliert.

Diese freie Beweglichkeit im Beckenbereich zu erlangen – das ist außerordentlich wichtig, weil es die Haltung, die Balance und die Ausrichtung des ganzen Körpers beeinflußt. Zudem lockert es die Hüftgelenke und erlaubt flüssigere Bewegungen. Sie können diese Übung überall und jederzeit praktizieren, sogar im Sitzen. Doch denken Sie auch daran: Es heißt nicht, den Bauch herausstrecken oder das Kreuz krümmen! Es ist ein sanftes Aufrunden, eine wunderbar fließende Bewegung.

Atmen
Schon als ich zu unterrichten begann, fiel mir als erstes auf, daß die Leute mächtig komplizierte Atemmanöver exerzierten, die bei anderen Übungsmethoden gefordert waren. Sie konzentrierten sich auf ihre Atemtechnik anstatt auf die Übungen, und in der Regel führte das dazu, daß sie den Körper genau dann verspannten, wenn sie entspannen sollten. Das ist der Hauptgrund, warum es für Callanetics keine spezielle Atmungsanleitung gibt. Wir sagen nur, die Leute sollen dem natürlichen Ablauf folgen: Vor der Bewegung einatmen und während der Bewegung langsam ausatmen. Das geschieht ganz von selbst, und darum glaube ich, Sie sollten sich auf Körperbewegungen konzentrieren und nicht auf das Atmen. Atmen Sie natürlich – aber tun Sie es! Denn manche Leute vergessen beim Üben tatsächlich zu atmen.

Zählen
Einige Übungen enthalten die Anleitung „Zählen Sie bis…" Dann sollen Sie „Eintausend und eins, eintausend und zwei…" und so weiter zählen. Wenn sie laut zählen, hat das den Vorteil, daß Sie das Atmen nicht vergessen können.

Schmerzen
Nur Sie können wissen, was in Ihrem Körper vorgeht. Darum versuchen Sie bitte, auf seine Signale zu achten. Ihre Muskeln werden Sie es wissen lassen, wenn Sie zu viel tun – oder zu wenig. Wenn Sie zum Beispiel die Kontrolle verlieren und zu zittern anfangen: Dann nähern sich Ihre Muskeln der Erschöpfung. Wenn das eintritt, brechen Sie die Übung für diesen Tag ab. Nehmen Sie sich eine andere Übung vor, die eine andere Muskelpartie beansprucht, und kehren Sie zu der anstrengenden beim nächstenmal zurück. Denken Sie immer daran, daß Menschen unterschiedliche Belastungsschwellen haben, und was dem einen zusetzt, kann für den anderen noch erträglich oder in Ordnung sein. Bei Übungen, besonders solchen hoher Belastung, veranlaßt das Vorgefühl eines Schmerzes den Körper oft, sich weiter anzuspannen – und das kann wiederum zu Versteifung, Verkrampfung und letztlich zu Verletzungen führen. Auch wenn Callanetics eine sehr sanfte Methode ist, müssen Sie immer auf entspanntes Vorgehen achten. Überanstrengen Sie Ihre Muskeln nicht, und muten Sie Ihrem Körper nicht zu früh zu viel zu. Sie können Monate oder Jahre der Vernachlässigung nicht binnen 20 Minuten aufholen. Gehen Sie nach Ihrem eigenen Tempo vor, und bauen Sie Ihre Kräfte allmählich auf. Wenn Sie einen Muskel auf neue Art einsetzen oder einen Muskel strecken, der über längere Zeit nicht benutzt wurde, werden Sie eine leichte Starre spüren: Das ist für Sie das Signal, daß er nun aufwacht. Wenn Sie eine Bewegung zu Ihrer Annehmlichkeit ein bißchen ändern müssen, ist das in Ordnung, solange Sie noch mit eben diesem Muskel arbeiten. Was nicht normal ist, bei keiner Übung, ist jeder plötzliche, scharfe, stechende Schmerz – besonders in Brust oder Arm kann es ein Symptom für Angina sein –, ist Atemlosigkeit oder Schwindelgefühl. Wenn dergleichen auftritt: Stopp! Sollte der Schmerz anhalten oder schlimmer werden, dann konsultieren Sie Ihren Arzt.

Muskelkater entsteht im allgemeinen aus der Reaktion von Muskeln, die wieder mal benutzt werden oder ihre Verkrampfung noch nicht gelöst haben. In manchen Fällen, zum Beispiel im Nacken und zwischen den Schulterblättern, spüren Sie in neun von zehn Fällen, daß der Muskel von seiner Verspannung befreit wird. Es ist dann wichtig, daß Sie mit den Übungen fortfahren, um die Verkrampfung und Versteifung ganz zu beheben.

Ein Wort zur Wirkungsweise

Bei manchen Menschen kommt es zu tolleren Resultaten als bei anderen – das hängt vom Körpertypus und der Muskelverfassung ab. Hier ist eine Sammlung von Hinweisen, damit auch Sie den größten Nutzen aus dem Countdown ziehen.

■ Zählen Sie die Wiederholungen sorgfältig. Die meisten Menschen sind auf einer Körperseite kräftiger und favorisieren sie dann auch. Ich werde niemals die Schülerin vergessen, die mir schlicht erklärte, sie tue sich rechts leichter und absolviere darum mehr Wiederholungen auf dieser Seite. Das hatte natürlich zur Folge, daß sich ihr Körper rechtsseitig schneller und besser straffte. Ich bitte Sie herzlich: Achten Sie darauf, die gleiche Anzahl von Wiederholungen auf beiden Seiten einzuhalten.

■ Wenn bei Übungen irgendwelche Reizungen auftreten, zum Beispiel Rötungen am Rückgrat durch die Bodenreibung, dann legen Sie ein kleines Handtuch unter. Bei den Bauchübungen empfiehlt es sich, den BH abzulegen, damit die Haken nicht scheuern.

■ Wenn Sie Schwierigkeiten mit Übungen haben, dann machen Sie öfter Pausen oder setzen Sie ab und an aus. Ihre Muskeln können sich dann erholen. Sie bauen Ihre Kräfte allmählich auf, und dann können Sie die Unterbrechungen reduzieren. Gut ist, was richtig für Sie ist.

■ Entspannen Sie sich. Jede Gewaltanstrengung ist Energieverschwendung. Abgesehen von der Erschöpfung kann die Anspannung auch die Durchblutung stören, und damit riskiert man wehe Muskeln und Krämpfe. Üben muß Spaß machen – Sie tun das für sich, Sie tun es sich nicht an!

■ Es gibt eine richtige und gesunde Art, nach der Rückenlage vom Boden aufzustehen (S. 24). Rollen Sie sich auf die Seite, ziehen Sie die Knie an, stützen Sie sich mit den Armen in eine sitzende Position. Und dann stehen Sie auf.

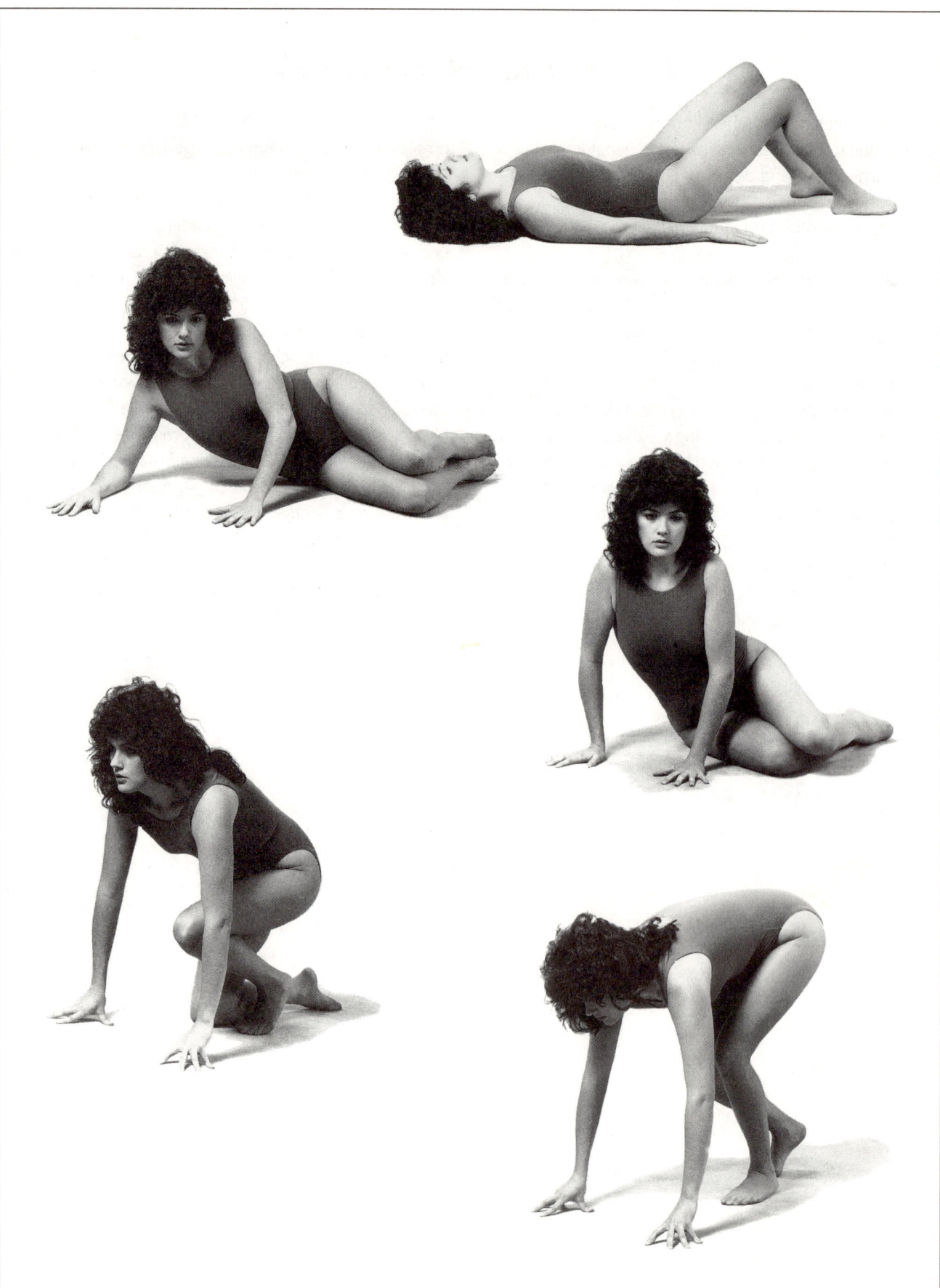

Ein Wort zur Umgebung

Für Callanetics Countdown brauchen Sie keinen Spezialdreß. Sie ziehen die Sachen an, in denen Sie sich wohl fühlen – nur Ihre Bewegungen dürfen sie nicht behindern. Eine Menge Leute üben Callanetics in den Geschäftspausen oder zur Mittagszeit einfach im Alltagsgewand! Aber sonst und im allgemeinen sind Shorts, ein T-Shirt und Socken, ein Jogging-Anzug, ein Trikot oder dergleichen sicher am bequemsten. Schuhe sollten Sie nicht tragen, sie sind einfach zu schwer und belasten die Gelenke, besonders bei den Po-Übungen. Und auf gar keinen Fall dürfen Sie Füße oder Fesseln mit Gewichten beschweren: Ihre Beine sind schwer genug, und jedes zusätzliche Gewicht ist zuviel.

Sie können an jedem Ort üben, an dem Sie sich bequem bewegen können. Sie brauchen nur Platz genug, um sich auf den Boden zu legen und die Arme und Beine auszustrecken. Die Raumtemperatur sollte angenehm sein, nicht zu warm – bei Callanetics muß man nicht ins Schwitzen geraten. Einige der Übungen verlangen eine „Stützstange" – da zeigen Sie halt Phantasie! Sie können dafür vom Rand des Küchenblocks bis zur Kante des Büropultes alles hernehmen. Einen Sessel, ein Sofa, eine Truhe oder einen Aktenschrank. Hauptsache, das Ding ist massiv genug, Ihr Gewicht aufzufangen.

Die Anleitung sagt Ihnen jeweils, wie Sie diese Stütze benutzen sollen und wie hoch sie sein sollte.

Besonders im Anfangsstadium rate ich von Musik oder anderer Ablenkung ab. Es ist besser, Sie richten Ihre ungestörte Konzentration auf die Entspannung Ihres Körpers und die Ausführung der Übung. Beim Klang von Musik neigt man dazu, ihrem Rhythmus zu folgen, und das könnte Sie verleiten, bestimmte Bewegungen zu rasch auszuüben. Ohne diese Begleitung haben Sie eine bessere Kontrolle und können Ihr eigenes Tempo setzen.

Jetzt sind Sie eigentlich darauf vorbereitet, all das Angelesene in eigenes Handeln umzusetzen. Machen Sie sich also auf den Weg: zu dem schönen, kräftigen, geschmeidigen Körper, von dem Sie insgeheim schon immer geträumt haben.

Phase I

1. – 4. Tag

Sie lassen sich auf ein aufregendes Abenteuer ein – Sie werden Ihren eigenen Körper entdecken. Nehmen Sie sich Zeit, zuvor die Anleitungen sorgfältig zu lesen, und verwenden Sie während der ersten Tage alle Aufmerksamkeit darauf, jede Einzelheit richtig zu verstehen; auch wenn Ihnen die Übungen zunächst kompliziert und schwierig vorkommen. Jede Bewegung hat ihren Sinn und Zweck; und diese Phase ist die Basis für die drei folgenden. Wenn Sie Ihren Muskeln erst einmal beigebracht haben, wie sie sich zusammenziehen und strecken sollen, dann werden Sie in jeder weiteren Phase leichter vorankommen. Einige der Übungen werden Ihnen zunächst vielleicht Schwierigkeiten bereiten. Das hat einen einfachen Grund: Sie arbeiten sehr tief mit Ihren Muskeln, und eventuell haben Sie sie auf diese Weise lange nicht mehr benutzt - wenn überhaupt. Sie werden Ihre Muskeln an Stellen spüren, wo Sie es nie erwartet hätten. Und wahrscheinlich bekommen Sie ein bißchen Muskelkater – aber das sollte verschwinden, je weiter Sie sich auf Phase II zubewegen. Denken Sie daran: Je mehr Sie üben, desto deutlicher nehmen Sie den Wandel wahr und um so vitaler wird sich Ihr Körper fühlen. Sie glauben es noch nicht? Binnen zwei Tagen mit Callanetics Countdown wird sich Ihre Haltung verbessert haben, und Sie werden mehr Energie in sich verspüren. Genießen Sie dieses aufregende neue Gefühl.

Zum Aufwärmen

Unterarmstraffung

Es mag anatomisch nicht korrekt sein, doch mit „Unterarm" meine ich hier den unteren Teil des Oberarms: also jenen, der dazu neigt, ein bißchen schlaff und wabbelig zu werden. Diese Übung verhindert diese Entwicklung oder macht sie rückgängig.

DIESE ÜBUNG
- strafft die Unterarme
- streckt Wirbelsäule und Brustmuskulatur
- lockert und löst die Spannung im Nacken und zwischen den Schultern
- dehnt und streckt den Brustkorb

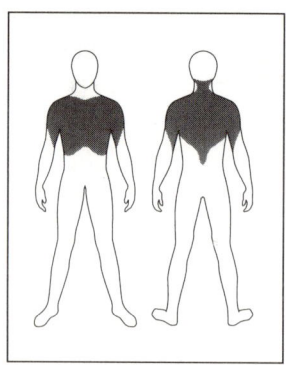

Ausführung

■ Sie sitzen mit geradem Rücken auf einem Stuhl, die Füße bequem auf dem Boden: Lehnen Sie sich nicht zurück! Führen Sie die Arme zur Seite, und halten Sie sie etwa in Schulterhöhe gerade gestreckt.

■ Drehen Sie die Hände langsam nach vorn und nach oben, so daß die Handrücken zum Boden und die Innenflächen und Daumen zur Decke weisen.

ACHTUNG

- Rucken Sie mit den Armen nicht vor und zurück.
- Machen Sie kein hohles Kreuz – und strecken Sie den Bauch nicht heraus.
- Blockieren Sie nicht die Ellbogen.
- Verkrampfen Sie nicht die Schultern.

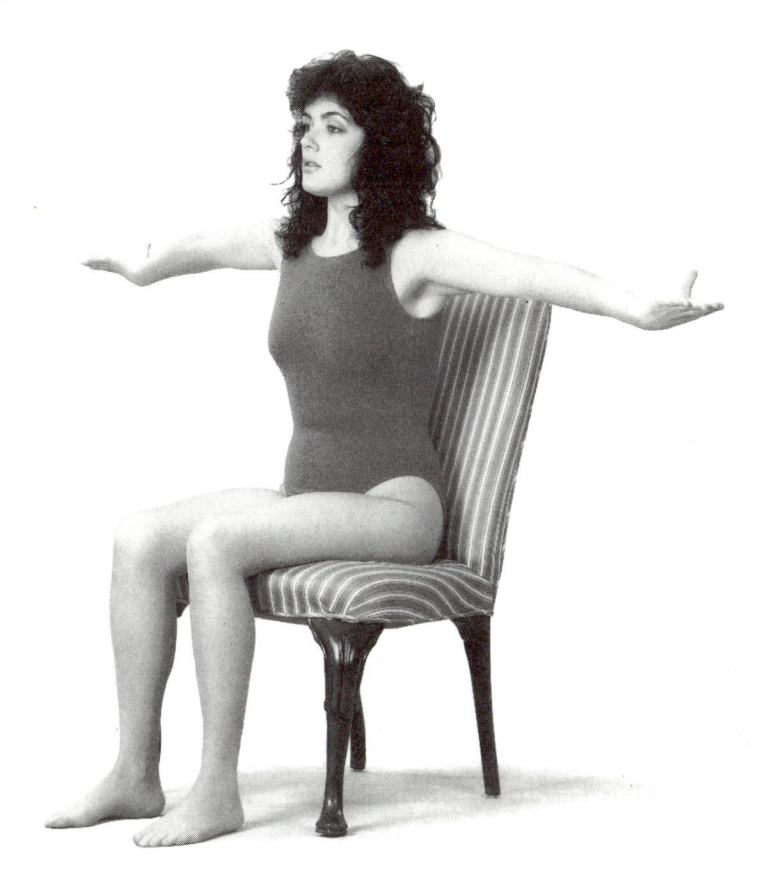

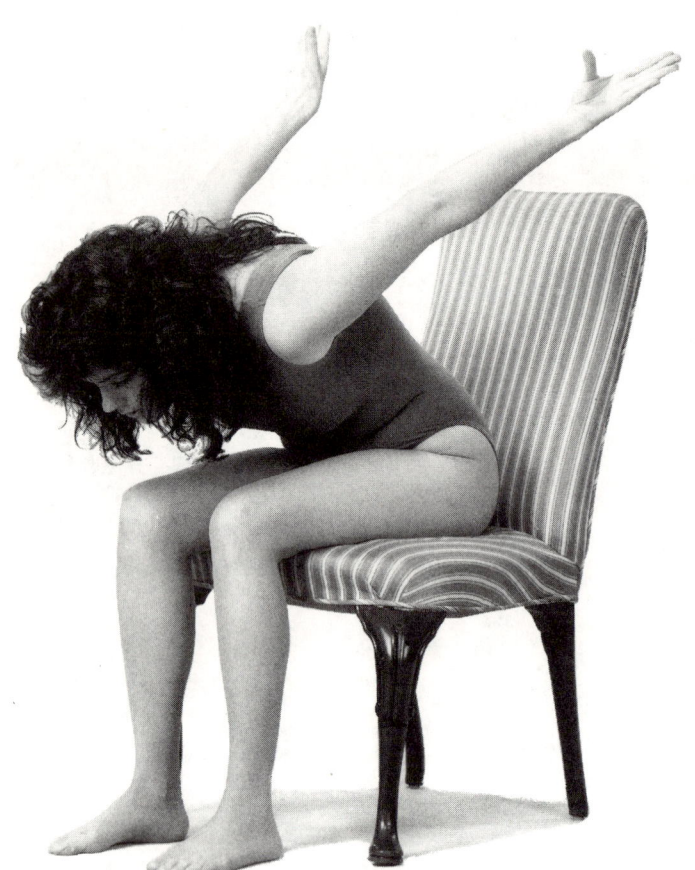

■ Dann lehnen Sie sich vor und bringen die Arme sehr sanft nach hinten, so weit Sie nur können – als wollten sich Ihre Handrücken berühren. Die Arme bleiben dabei ganz gerade und hoch oben.

■ Ganz sanft, in dreifach verlangsamter Bewegung, bringen Sie jetzt die Arme um 2 bis 6 Millimeter näher zueinander. Sie dürfen dabei nicht ruckeln! Nach einigen solcher „Impulse" schon zerrt die Schwerkraft an Ihren Armen, und Kopf und Schultern wollen nach vorn sacken. Seien Sie darauf gefaßt, und achten Sie auf die korrekte Haltung. Am Anfang werden Sie kaum imstande sein, die Arme völlig gestreckt zu halten. (Manche schaffen das nie, das macht aber nichts.)

■ Zum Abschluß lockern Sie die Arme durch Beugen der Ellbogen und kehren in dreifach verlangsamter Bewegung in die Ausgangsposition zurück.

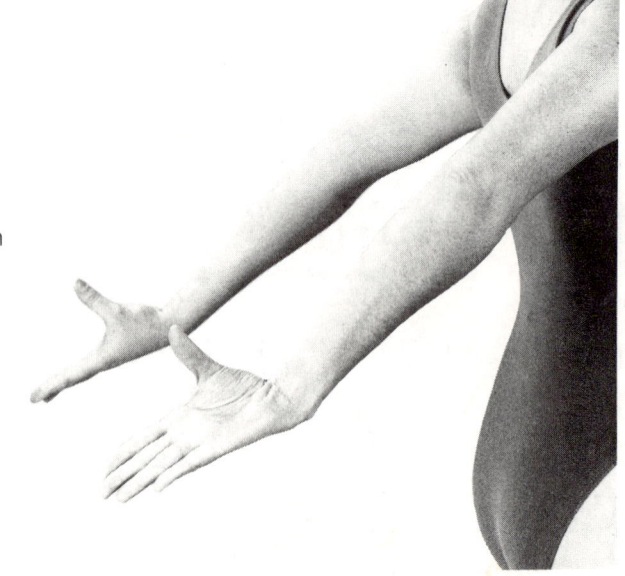

Wiederholungen					
1.Tag 25	2.Tag 30	3.Tag 40	4.Tag 50	5.Tag	6.Tag
7.Tag	8.Tag	9.Tag	10.Tag	11.Tag	12.Tag
13.Tag	14.Tag	15.Tag	16.Tag	17.Tag	18.Tag
19.Tag	20.Tag	21.Tag	22.Tag	23.Tag	24.Tag
25.Tag	26.Tag	27.Tag	28.Tag	29.Tag	30.Tag

Hüftstreckung

Die Alternative zu Hüftgürtel und Korsett!

DIESE ÜBUNG
- streckt Taille, Wirbelsäule, Schulterrücken und Unterarme
- verringert den Taillenumfang

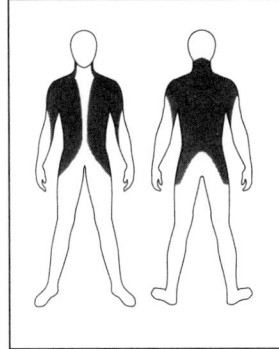

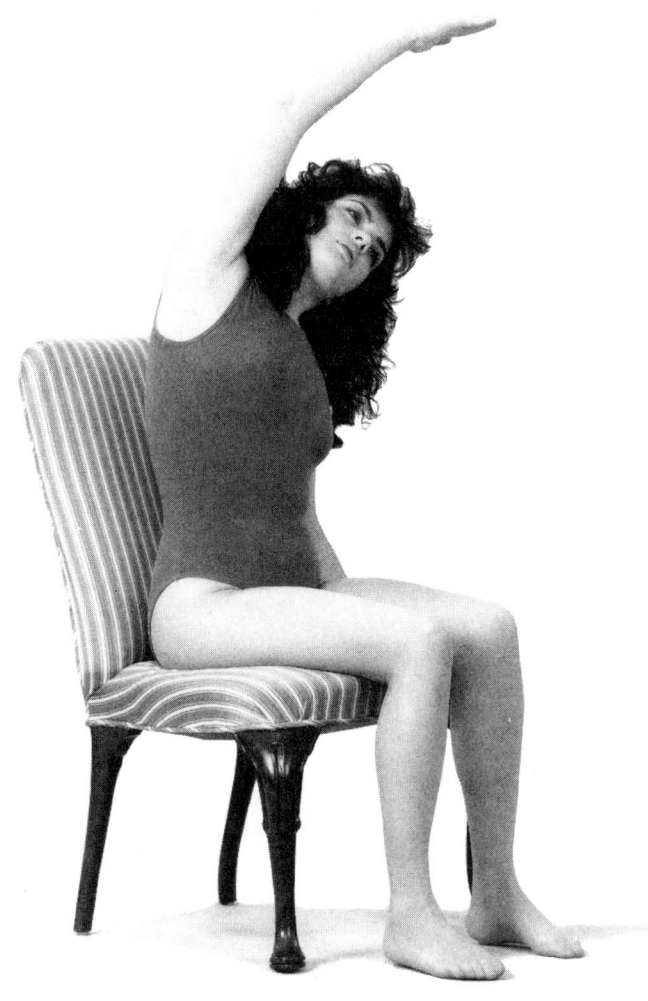

Ausführung

■ Sie sitzen auf einem Sessel und legen den linken Arm auf die Stütze. (Wenn es ein Stuhl ist, legen Sie einfach die Handfläche neben sich auf den Sitz.) Mit geradem Rücken recken Sie langsam den rechten Arm in die Höhe, Handfläche nach innen. Der Arm liegt am Ohr, und Sie sollen die Streckung von der Taille bis hinauf in den Unterarm spüren. Nun versuchen Sie noch ein wenig höher zu kommen und dann hinüber zur linken Seite: Dabei bewegen sich Oberkörper und Arm, als seien sie miteinander verschweißt.

■ Wenn Sie den äußersten Punkt nach links erreicht haben, bewegen Sie sich in Impulsen von 2 bis 6 Millimetern vor und zurück. Und zwar ohne jedes Ruckeln und Wippen und in dreifach verlangsamter Bewegung!

Um die Seiten zu wechseln oder die Übung zu beenden, senken Sie langsam den Arm und richten das Rückgrat auf, bis Sie in der Ausgangsposition sind.

HINWEIS: Wenn Sie Probleme mit dem unteren Rücken oder ein Hohlkreuz haben, können Sie diese Übung auch leicht nach vorn geneigt ausführen.

ACHTUNG

- Wippen Sie nicht.
- Verkrampfen Sie nicht Schultern oder Nacken.
- Machen Sie keinen Buckel, und strecken Sie auch nicht den Bauch heraus.

Wiederholungen									
1.Tag 25	2.Tag 30	3.Tag 40	4.Tag 50	5.Tag	6.Tag	7.Tag	8.Tag	9.Tag	10.Tag
11.Tag	12.Tag	13.Tag	14.Tag	15.Tag	16.Tag	17.Tag	18.Tag	19.Tag	20.Tag
21.Tag	22.Tag	23.Tag	24.Tag	25.Tag	26.Tag	27.Tag	28.Tag	29.Tag	30.Tag

Nackenlockerung I

Entspannung auf die einfachste Art

DIESE ÜBUNG
- lockert Nacken und Schultern
- streckt die Wirbelsäule
- erhöht die Gelenkigkeit
- behebt die Spannung im Nacken und zwischen den Schultern

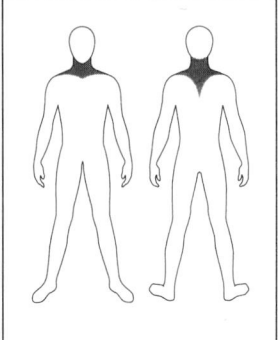

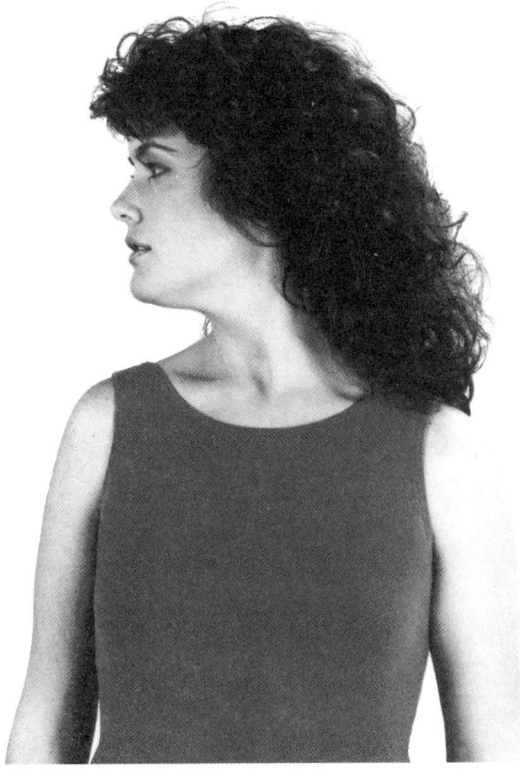

Ausführung

■ Diese Übung kann man im Sitzen oder Stehen ausführen.

■ Sie sitzen auf einem Stuhl oder stehen aufrecht mit lockeren Knien und den Füßen in Hüftbreite nebeneinander. Entspannen Sie Schultern und Arme.

■ Strecken Sie den Nacken so hoch es eben nur geht. Schauen Sie geradeaus, und halten Sie die Kinnlade ganz locker. Sie sollen das Gefühl haben, als sänken Ihre Schultern glatt in den Boden und ein Faden zöge von der Decke herab Ihren Nacken in die Höhe.

■ Jetzt wenden Sie den Kopf sanft und dreifach verlangsamt so weit es geht nach rechts, bis Sie eine leichte, angenehme Streckung spüren.

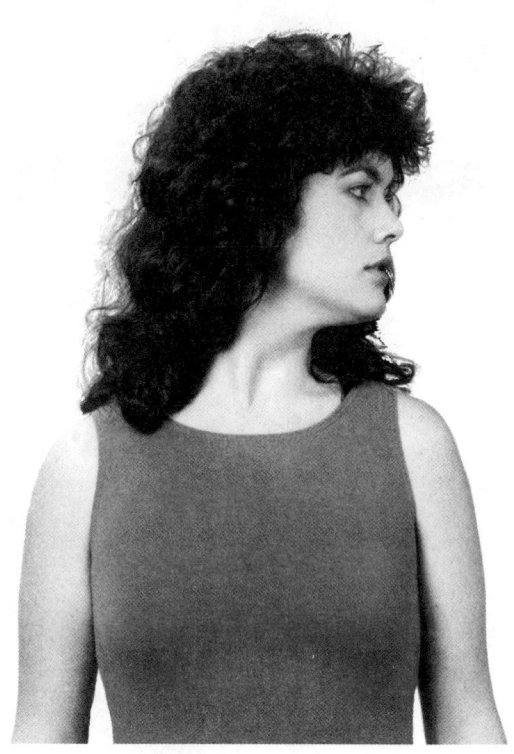

■ Dann bewegen Sie den Kopf sehr langsam in einer durchgehenden Bewegung nach links. Schauen Sie zurück über die Schultern – aber ohne sie zu drehen, sie müssen ganz gerade bleiben! Dies nach beiden Seiten gilt als eine Folge.

ACHTUNG

■ Drehen Sie nicht den Körper oder die Schultern.
■ Blockieren Sie nicht die Knie.
■ Verkrampfen Sie nicht Nacken oder Schultern.
■ Strecken Sie weder Po noch Bauch heraus.

Wiederholungen nach beiden Seiten										
1.Tag 2	2.Tag 3	3.Tag 4	4.Tag 5	5.Tag	6.Tag	7.Tag	8.Tag	9.Tag	10.Tag
11.Tag	12.Tag	13.Tag	14.Tag	15.Tag	16.Tag	17.Tag	18.Tag	19.Tag	20.Tag
21.Tag	22.Tag	23.Tag	24.Tag	25.Tag	26.Tag	27.Tag	28.Tag	29.Tag	30.Tag

Nackenlockerung 2

Um die Spannung aufzubrechen

DIESE ÜBUNG
- lockert Nacken und Schultern
- streckt die Wirbelsäule
- steigert die Sensibilität im Nackenbereich

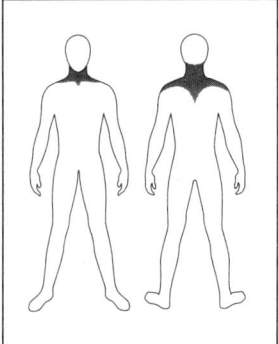

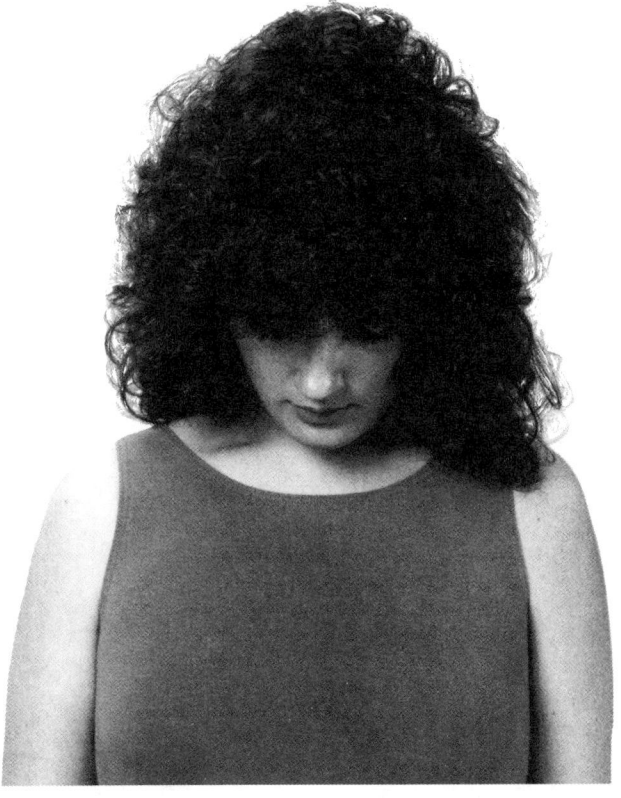

Ausführung

■ Sie sitzen gerade auf einem Stuhl oder stehen aufrecht mit lockeren Knien und den Füßen in Hüftbreite nebeneinander. Entspannen Sie die Schultern, bis Sie das Gefühl haben, in den Boden zu sinken, und dann entspannen Sie den ganzen Körper. Machen Sie kein Hohlkreuz, strecken Sie auch den Po nicht heraus.

■ In dreifach verlangsamter Bewegung strecken Sie nun den Nacken empor. Zugleich lassen Sie das Kinn sinken, bis es auf der Brust ruht. Halten Sie die Kinnlade locker. Die Schultern sind gerade zurückgenommen.

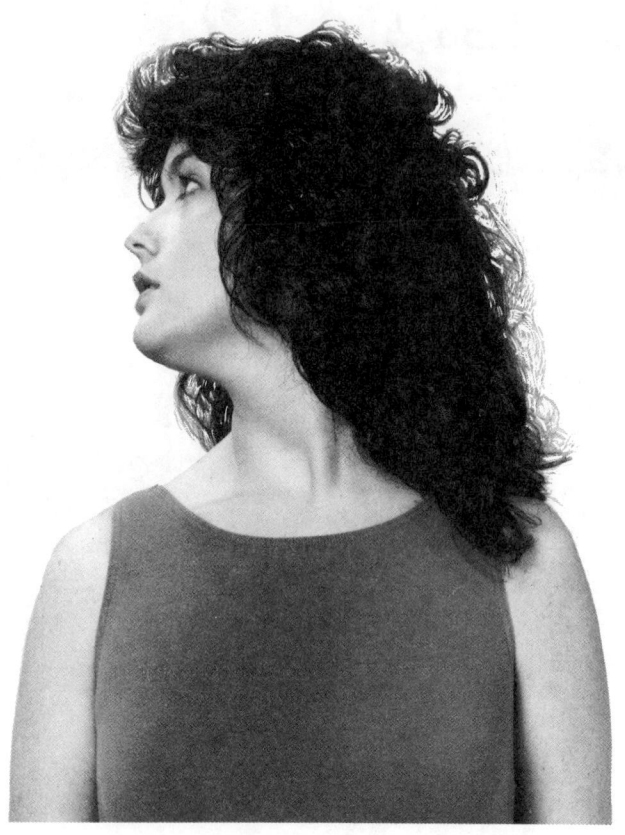

■ Dann führen Sie mit dem Kinn sanft Ihren Kopf zur rechten Schulter bis Ihre Nase gerade darüber steht. Schauen Sie über die Schulter zurück, und strecken Sie den Nacken noch ein bißchen mehr. Und zählen Sie dann bis 5.

■ Der Nacken bleibt gestreckt, wenn Sie jetzt das Kinn in einer einzigen fortlaufenden langsamen Bewegung zurück zur Brust und hinüber zur linken Schulter drehen. Wieder schauen Sie weit zurück über die Schulter und zählen bis 5. Dann richtet sich der Kopf sanft geradeaus. Dies gilt als eine Folge.

ACHTUNG

■ Vermeiden Sie harte und abrupte Bewegungen, denn sie könnten Ihrem Nacken schaden.
■ Krümmen und spannen Sie die Schultern nicht.
■ Verkrampfen Sie nicht mit der Kinnlade; es hilft, ein wenig die Lippen zu öffnen.
■ Blockieren Sie nicht die Knie.
■ Strecken Sie weder Po noch Bauch heraus.

Wiederholungen nach beiden Seiten					
1.Tag **2**	2.Tag **3**	3.Tag **4**	4.Tag **5**	5.Tag	6.Tag
7.Tag	8.Tag	9.Tag	10.Tag	11.Tag	12.Tag
13.Tag	14.Tag	15.Tag	16.Tag	17.Tag	18.Tag
19.Tag	20.Tag	21.Tag	22.Tag	23.Tag	24.Tag
25.Tag	26.Tag	27.Tag	28.Tag	29.Tag	30.Tag

Der Bauch

DIESE ÜBUNGEN
- stärken alle vier Gruppen der Bauchmuskulatur
- heben die Brust durch kräftigere Muskeln
- mindern die Spannung in Nacken und Rückenpartie
- steigern die Beweglichkeit des ganzen Rückens
- lassen das Doppelkinn schwinden und den Nacken länger erscheinen
- unterstützen die Darmtätigkeit
- regeln bei den meisten Menschen den Appetit
- lindern bei Frauen Menstruationsbeschwerden

Ein wichtiger Hinweis

Zu Anfang dieser Bauchübungen werden Sie ein leichtes Unbehagen hinten im Nacken empfinden, wenn Sie Kopf und Schultern vom Boden aufrunden. Im Nacken verhalten die meisten Menschen ihre Spannung, und sie ist die Ursache dieses Unbehagens. Je größer die Verspannung in Ihrem Nacken ist, desto intensiver werden Sie die Befreiung im Laufe dieser Übungen verspüren. Entspannung hilft bei diesen Übungen, doch wenn das nicht genügt, können Sie die Hände hinter dem Kopf falten und Ihren Nacken bei den Bewegungen in dieser Wiege halten. Die Beschwerden im Nacken sollten nach ein paar Lektionen verschwinden. Wenn Sie anhalten, kann es das Anzeichen für eine medizinische Indikation sein – ein Gespräch mit Ihrem Arzt ist dann angebracht. Denken Sie bei diesen Übungen daran, daß sich Kopf, Rumpf, Arme und Hände miteinander bewegen sollen, als seien sie eins. Viele Anfänger begehen den Fehler, nur eine Körperpartie in Bewegung zu setzen.

Am Anfang dieser Übungen werden Sie ihre Wirkung direkt unter der Brust verspüren. Je kräftiger Sie werden, desto tiefer wandert diese Empfindung zum Schambein hinab. Wenn sich die oberen Muskeln des Unterleibs einziehen, scheint der Unterbauch hervorzutreten. Geraten Sie nicht in Panik (wie ich damals). Wenn Sie keine allergischen Reaktionen oder Verdauungsprobleme haben, die Blähungen verursachen und medizinischer Behandlung bedürfen, wird sich Ihr Bauch abflachen, sobald ihn die Unterleibsmuskeln auffangen.

Kniebogen

Sie werden sich nie mehr anders aufsetzen!

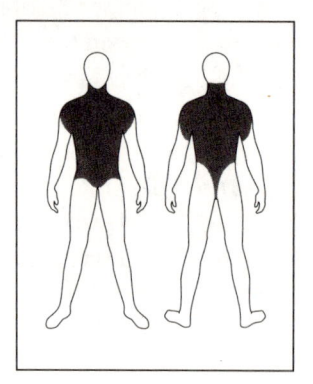

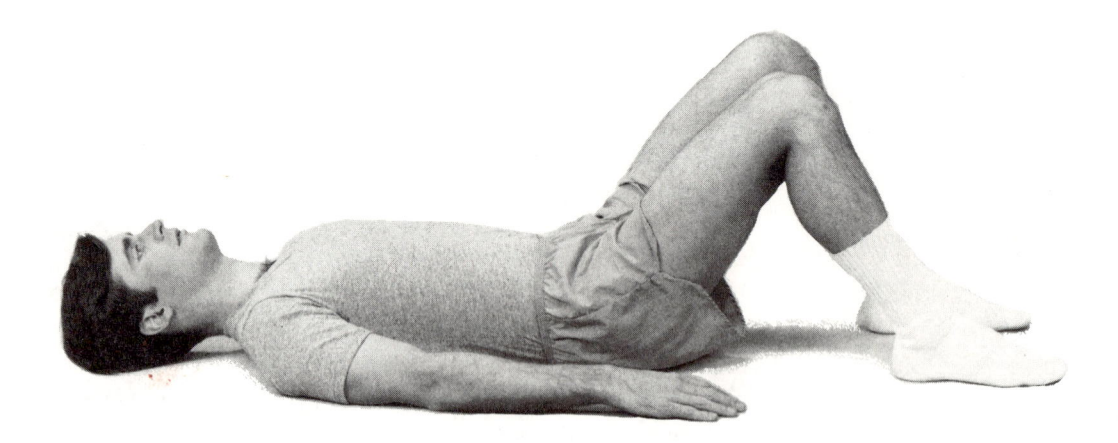

Ausführung

- Sie liegen auf dem Boden: Der ganze Körper ist entspannt, die Knie sind gebeugt und die Füße in bequemem Abstand hüftbreit flach auf dem Boden.

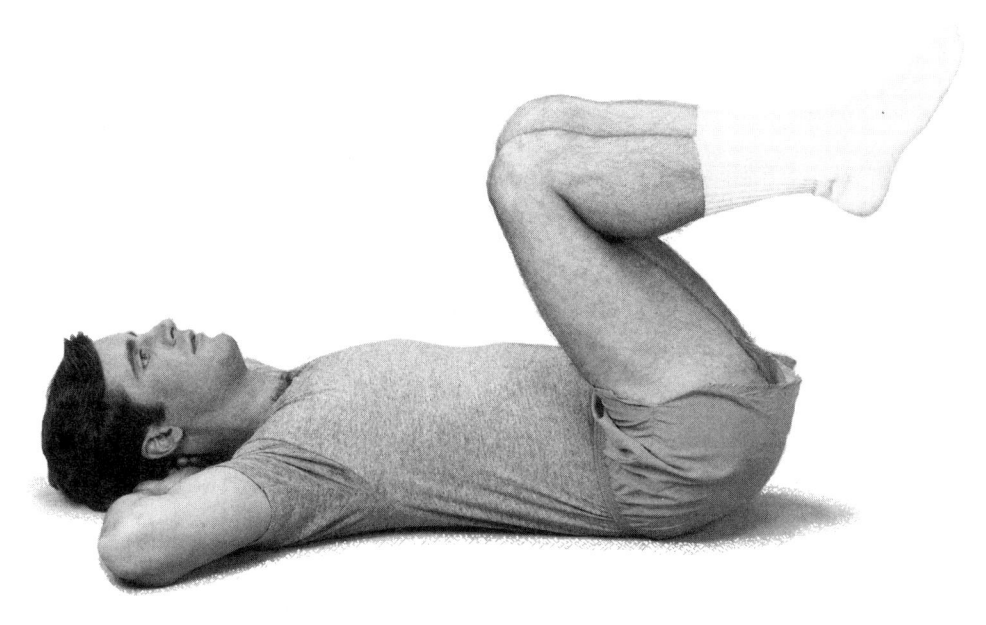

■ Ziehen Sie nacheinander die Knie zur Brust. Dann legen Sie die Hände über dem Nacken hinter den Kopf und betten ihn in die Handflächen. Nehmen Sie die Ellbogen so weit wie möglich zur Seite. Die Ellbogen dürfen nicht Richtung Beine zeigen, denn das könnte zu viel Druck für den Nacken bedeuten.

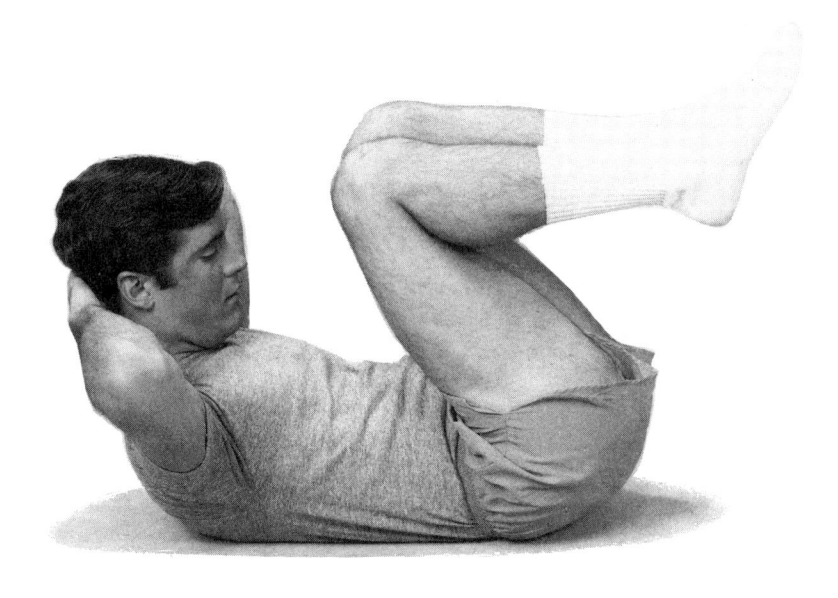

■ In dreifach verlangsamter Bewegung runden Sie Kopf und Schultern sanft vom Boden auf, rollen den Oberkörper auf und die Nase zum Brustkorb. Wenn Sie diesen Bogen rund geschlossen haben, bewegen Sie den Oberkörper sanft um 2 bis 3 Millimeter vor und zurück. Wenn Sie die Übung abgeschlossen haben oder eine Atempause zwischen den Wiederholungen brauchen, senken Sie den Rumpf Wirbel für Wirbel dreifach verlangsamt sanft zum Boden zurück. Dann führen Sie die Beine nacheinander mit gebeugten Knien zu Boden. Sie können jederzeit eine Verschnaufpause einlegen. Doch wenn Sie fortfahren, müssen Sie den Kniebogen mit Kopf, Schultern und Rumpf wieder exakt schließen.

HINWEIS: Wenn Sie das durch die vier Phasen fortsetzen, wird die Übung Ihre gesamte Bauchmuskulatur durcharbeiten. Sie werden das an vielen Stellen spüren: Die Muskeln arbeiten schichtweise tiefer und tiefer.

ACHTUNG

- Wippen Sie nicht mit dem ganzen Körper vor und zurück.
- Spannen Sie den Po nicht an.
- Ruckeln Sie nicht mit dem Kopf, und richten Sie ihn auch nicht zur Decke.
- Ziehen Sie die Bauchmuskeln nicht ein.
- Verhalten Sie nicht den Atem.
- Heben Sie beim Abrollen den Kopf nicht zuerst.

Wiederholungen									
1.Tag 25	2.Tag 30	3.Tag 35	4.Tag 40	5.Tag	6.Tag	7.Tag	8.Tag	9.Tag	10.Tag
11.Tag	12.Tag	13.Tag	14.Tag	15.Tag	16.Tag	17.Tag	18.Tag	19.Tag	20.Tag
21.Tag	22.Tag	23.Tag	24.Tag	25.Tag	26.Tag	27.Tag	28.Tag	29.Tag	30.Tag

Hebungen mit einem Bein

Der schnellste Weg zum flachen Bauch!

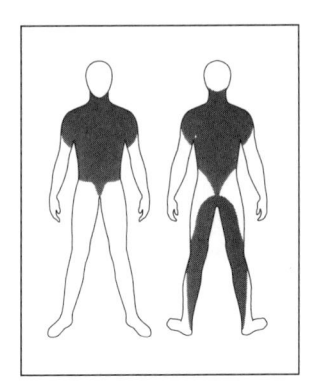

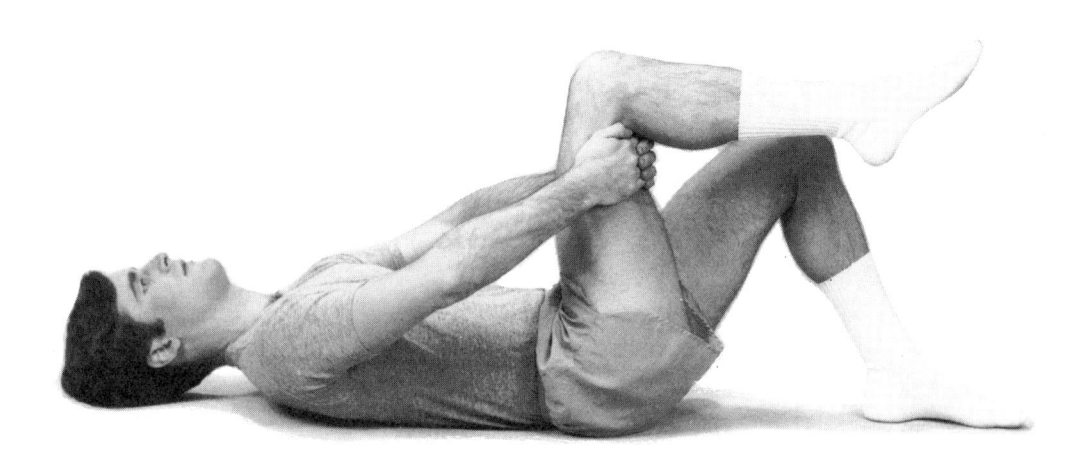

Ausführung

■ Sie liegen auf dem Boden, die Knie gebeugt und die Füße hüftbreit so nahe auf den Boden gesetzt, wie es für Sie bequem ist.

■ Heben Sie das rechte Bein im rechten Winkel zum Körper – das Knie bleibt gebeugt –, und halten Sie Bein und Zehen ganz locker.

■ Ihr Kopf liegt auf dem Boden. Dann fassen Sie mit beiden Händen fest um den rechten Oberschenkel und recken die Ellbogen weit nach außen und drücken sie nach Kräften hoch.

■ Sie halten das Bein noch immer fest und runden jetzt in dreifach verlangsamter Bewegung Kopf und Oberkörper vom Boden auf, die Nase zum Brustkorb gerichtet (S. 42). In dieser Position bewegen Sie den Oberkörper nun 2 bis 6 Millimeter langsam vor und zurück.

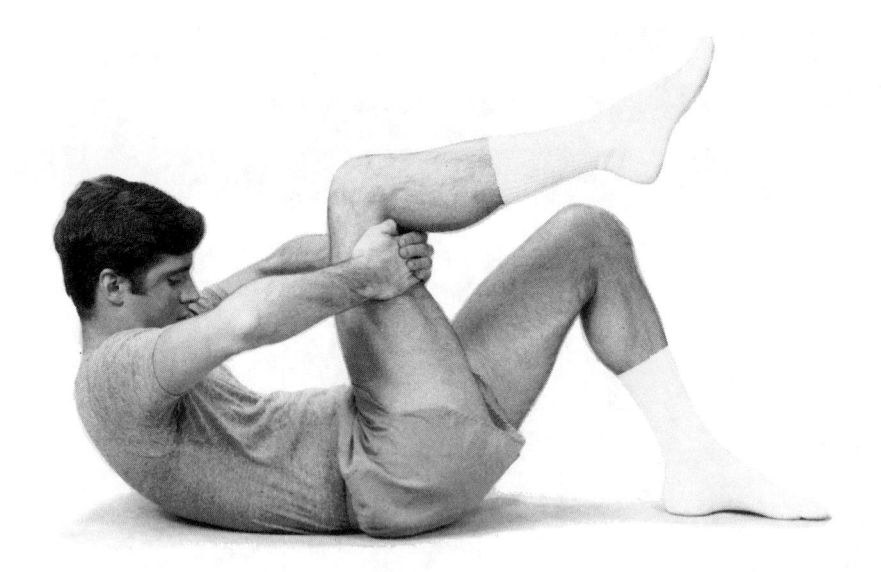

■ Dreifach verlangsamt senken Sie schließlich den Rumpf Wirbel für Wirbel wieder zu Boden. Und dann führen Sie auch das Bein gemächlich in die Ausgangsposition zurück. Wiederholen Sie das Ganze auf der anderen Seite. Verschnaufen Sie, wenn nötig. Sie werden sich nur um Millimeter bewegen können. Es kommt bei dieser Übung nicht darauf an, wie stark Sie sich bewegen, sondern wie rund Sie Ihren Körper schließen können. Das erhobene Bein soll immer im rechten Winkel zum Boden stehen.

HINWEIS: Es ist sehr wichtig, daß Sie dabei den ganzen Körper zu entspannen lernen; denn Sie müssen die Gewähr haben, daß Sie nicht die Rückenmuskeln einsetzen, um die Schwäche Ihrer Bauchmuskeln zu kompensieren.

ACHTUNG

- ■ Spannen Sie die Zehen, Knie und Beine nicht an.
- ■ Ziehen Sie das angehobene Bein nicht zum Kopf, sondern runden Sie den Körper stärker zum Bein hin.
- ■ Bewegen Sie den Körper nicht ruckartig vor und zurück.
- ■ Und zucken Sie nicht mit dem Kopf.
- ■ Heben Sie sich nicht mit dem Körper zur Decke.
- ■ Verspannen Sie nicht die Bauchdecke.
- ■ Verkrampfen Sie nicht die Pomuskeln.

Wiederholungen nach beiden Seiten									
1.Tag 25	2.Tag 30	3.Tag 35	4.Tag 40	5.Tag	6.Tag	7.Tag	8.Tag	9.Tag	10.Tag
11.Tag	12.Tag	13.Tag	14.Tag	15.Tag	16.Tag	17.Tag	18.Tag	19.Tag	20.Tag
21.Tag	22.Tag	23.Tag	24.Tag	25.Tag	26.Tag	27.Tag	28.Tag	29.Tag	30.Tag

Hebungen mit beiden Beinen

Flach, flacher, am flachsten!

HINWEIS: Um jede unnötige Pression des Rückens zu vermeiden, müssen Sie aus dem Liegen heraus immer ein Bein nach dem anderen beugen und anheben, ehe Sie die Beine ausstrecken.

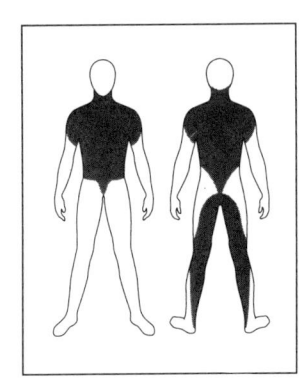

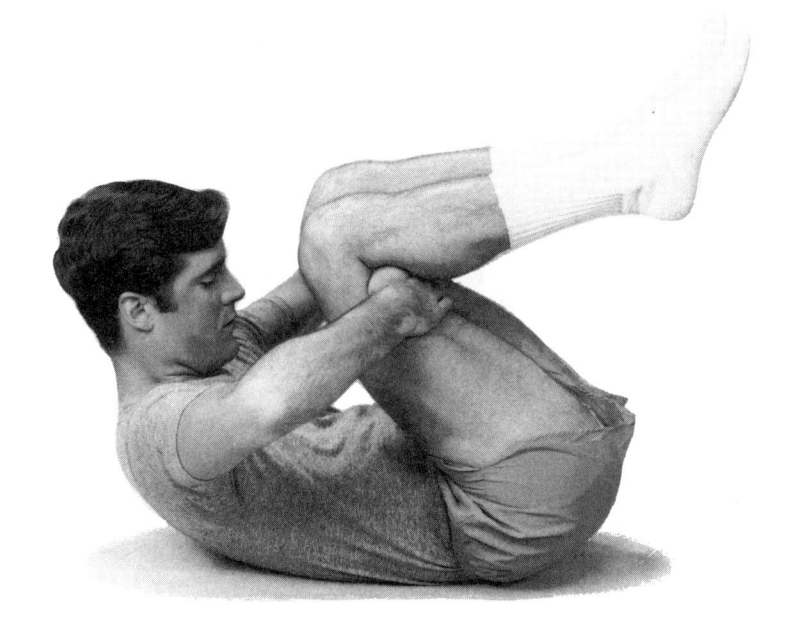

Ausführung

- Sie liegen wieder mit ganz entspanntem Körper, gebeugten Knien und den Füßen in bequemem Abstand hüftbreit auf dem Boden.
- Nacheinander ziehen Sie die Knie zur Brust. Fassen Sie hinter die Schenkel, recken Sie die Ellbogen ganz weit nach außen und nach oben zur Decke.
- Noch halten Sie die Schenkel umspannt und bewegen dreifach verlangsamt den Kopf und die Schultern sanft vom Boden nach oben, strecken die Ellbogen noch weiter nach außen und oben, rollen den Rumpf ein und die Nase zum Brustkorb. Wenn es gar nicht mehr weiter geht, lassen Sie die Schenkel los und strecken die Arme an beiden Seiten wenige Zentimeter hoch über dem Boden nach vorn aus.

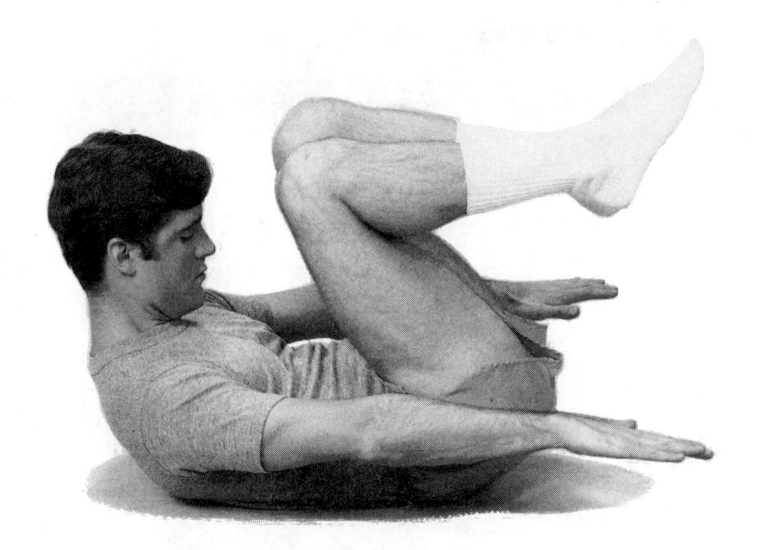

In dieser geschlossenen Position bewegen Sie den Rumpf sanft um 2 bis 6 Millimeter vor und zurück. Am Schluß oder bei einer Unterbrechung rollen Sie sich in dreifach verlangsamter Bewegung Wirbel für Wirbel zum Boden zurück. Dann setzen Sie mit gebeugten Knien nacheinander die Füße auf. Sie können jederzeit pausieren. Nur müssen Sie bei Neubeginn darauf achten, Kopf, Schultern und Rumpf wieder sanft und exakt einzurollen.

ACHTUNG

- Heben Sie die Beine nicht, ohne die Knie zu beugen.
- Spannen Sie Beine, Knie und Zehen nicht an.
- Bewegen Sie Hände und Arme nicht allein.
- Zucken Sie nicht mit dem Nacken.
- Ruckeln Sie nicht mit dem Körper hin und her.

Wiederholungen									
1.Tag 25	2.Tag 30	3.Tag 35	4.Tag 40	5.Tag	6.Tag	7.Tag	8.Tag	9.Tag	10.Tag
11.Tag	12.Tag	13.Tag	14.Tag	15.Tag	16.Tag	17.Tag	18.Tag	19.Tag	20.Tag
21.Tag	22.Tag	23.Tag	24.Tag	25.Tag	26.Tag	27.Tag	28.Tag	29.Tag	30.Tag

Seitenbeugung

Zur Streckung der Rumpfmuskulatur

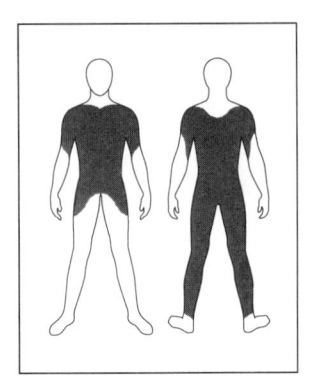

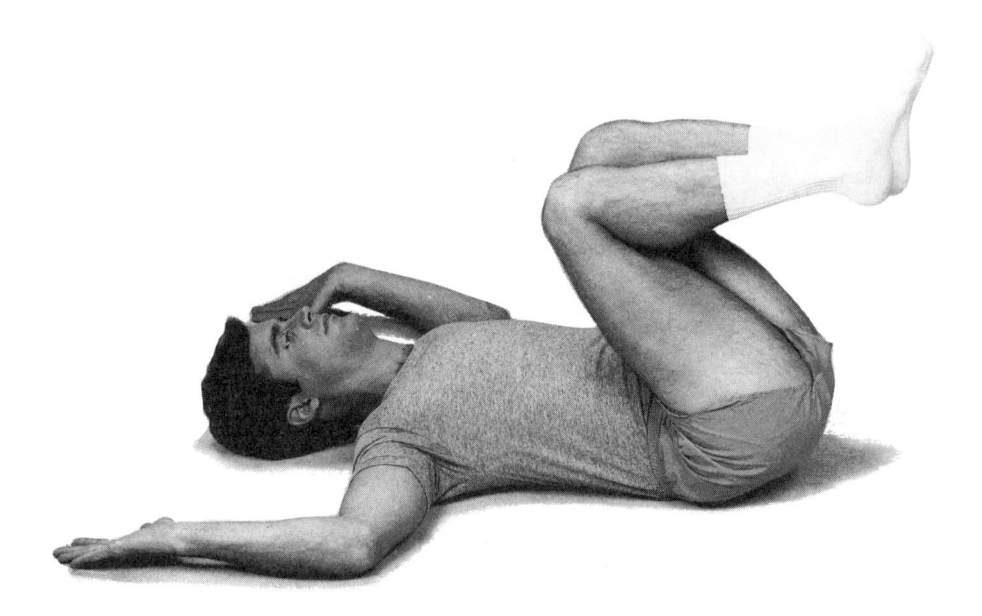

Ausführung

■ Sie liegen mit gebeugten Knien und den Füßen in Hüftbreite und bequemem Körperabstand auf dem Boden. Ihre Arme liegen in Schulterhöhe auf, die Ellbogen im rechten Winkel und die Handrücken am Boden.
■ In dreifach verlangsamter Bewegung führen Sie nacheinander die Knie zur Brust. Legen Sie das rechte Bein mit gebeugtem Knie ganz locker nach rechts. Dann beugen Sie das linke Bein hinüber und legen es auf das rechte. Die Schwerkraft wird beide Knie ganz dicht zu Boden ziehen. Halten Sie beide Schultern auf dem Boden! Und beginnen Sie zu zählen.

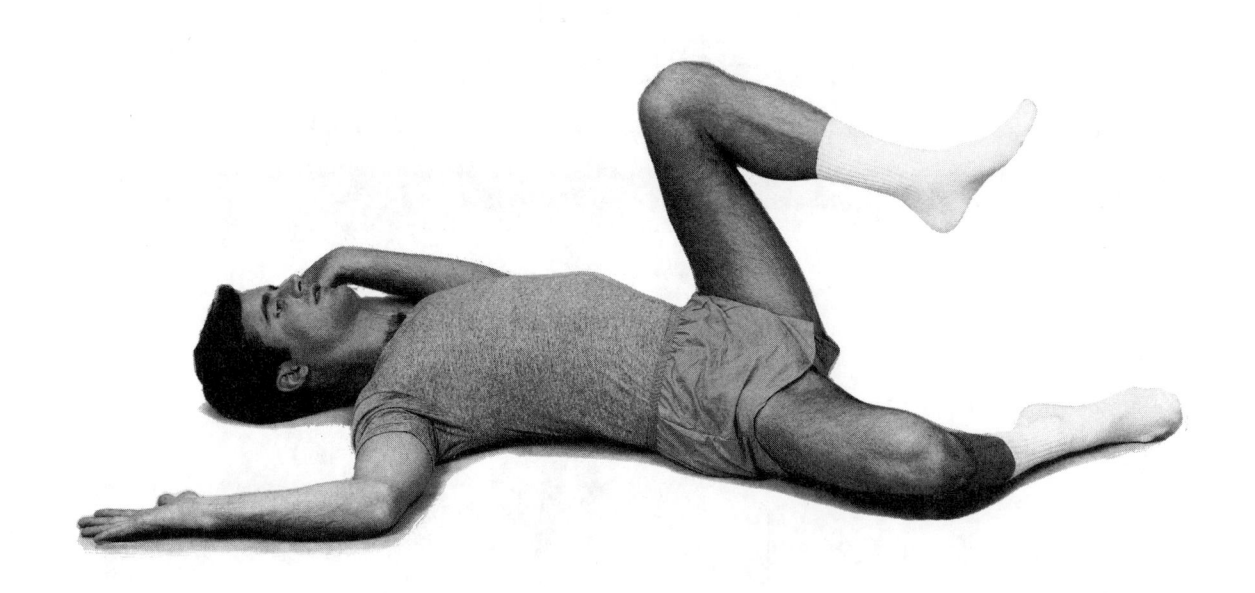

HINWEIS: Es kann sein, daß Sie (genau wie Will auf diesem Foto) anfangs Schwierigkeiten haben, die Handrücken flach aufzulegen. Auch mit den Ellbogen kann das schwierig sein. Nach einigen Übungen geht es leichter.

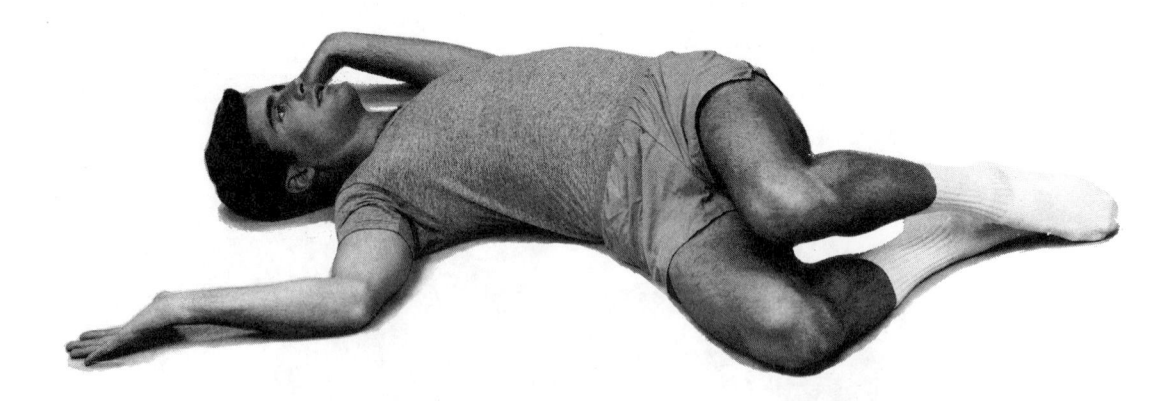

■ Zum Abschluß beugen Sie dreifach verlangsamt die Knie nacheinander zur Brust und wieder in die Mitte. Dann führen Sie die Übung genauso zur anderen Seite aus.

ACHTUNG

■ Verspannen und verreißen Sie den Körper nicht: Die Bewegungen sind ganz fließend.
■ Überstürzen Sie diese Streckübung nicht.
■ Zwingen Sie die Beine nicht zu Boden.

Zählen Sie auf jeder Seite bis					
1.Tag 30	2.Tag 45	3.Tag 60	4.Tag 60	5.Tag	6.Tag
7.Tag	8.Tag	9.Tag	10.Tag	11.Tag	12.Tag
13.Tag	14.Tag	15.Tag	16.Tag	17.Tag	18.Tag
19.Tag	20.Tag	21.Tag	22.Tag	23.Tag	24.Tag
25.Tag	26.Tag	27.Tag	28.Tag	29.Tag	30.Tag

Die beiden nächsten Übungen sind nur zum Dehnen der Nackenmuskulatur bestimmt. Nachdem Sie mit der Bauchmuskulatur gearbeitet haben, ist dies die Gelegenheit, mit Hilfe der Schwerkraft den Nacken sanft zu strecken und ihn noch weiter von der Spannung zu befreien, die sich darin aufgebaut hat. Und Sie können dabei wunderbar meditieren!

Nackenbeuge I

Zum Entspannen

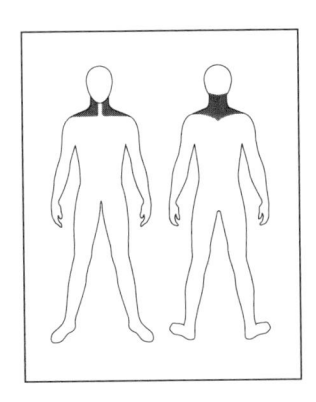

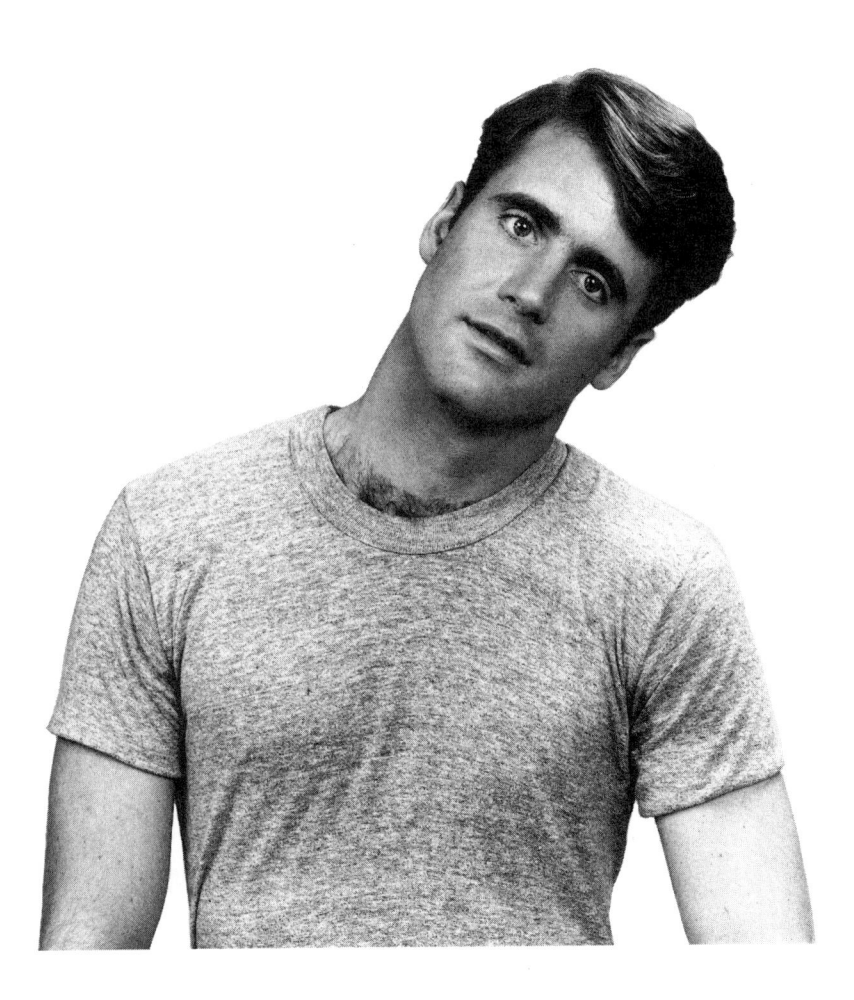

Ausführung

- Setzen Sie sich bequem auf den Boden. Entspannen Sie die Schultern.
- Lassen Sie die Schultern locker nach unten fallen und den Kopf in dreifach verlangsamter Bewegung nach rechts sinken, als wollten Sie mit dem Ohr die rechte Schulter berühren. Zählen Sie dann bis 10 oder 15.
- Heben Sie den Kopf langsam wieder in die Gerade, und wiederholen Sie das gleiche nach der linken Seite. Dies ist dann eine Folge.

HINWEIS:
Wenn Sie den Kopf zur Seite senken, sollen Sie nur entspannen – alles übrige besorgt die Schwerkraft für Sie.

ACHTUNG

- Krümmen oder spannen Sie die Schultern nicht.
- Machen Sie keine ruckartigen Bewegungen.

Wiederholungen nach beiden Seiten									
1.Tag 1	2.Tag 1	3.Tag 1	4.Tag 1	5.Tag	6.Tag	7.Tag	8.Tag	9.Tag	10.Tag
11.Tag	12.Tag	13.Tag	14.Tag	15.Tag	16.Tag	17.Tag	18.Tag	19.Tag	20.Tag
21.Tag	22.Tag	23.Tag	24.Tag	25.Tag	26.Tag	27.Tag	28.Tag	29.Tag	30.Tag

Nackenbeuge 2

Zum Entspannen

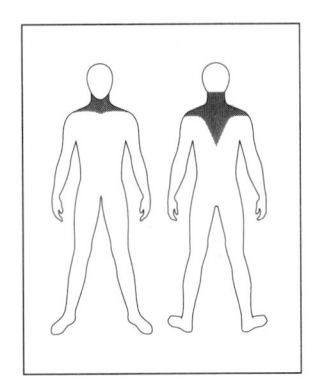

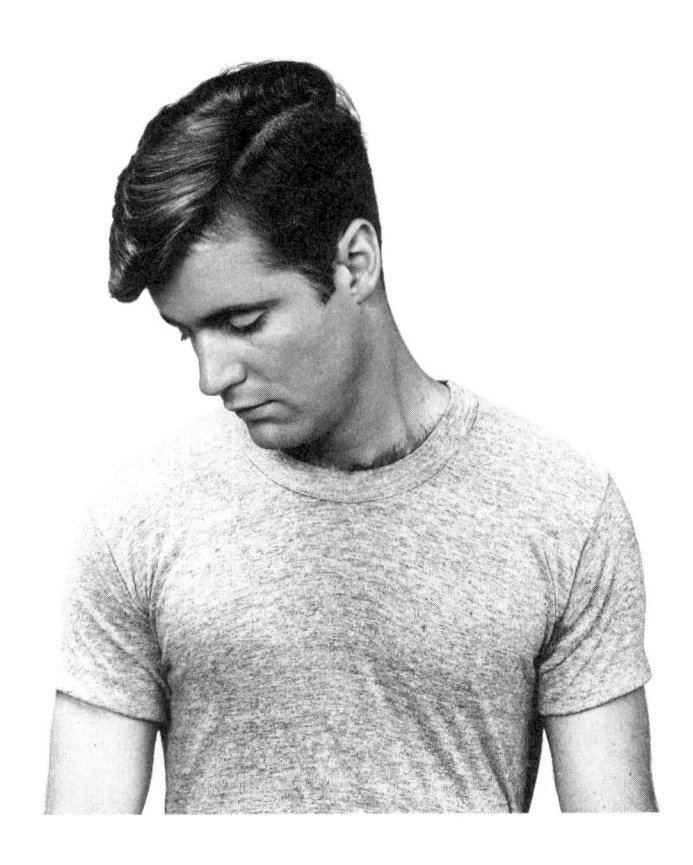

Ausführung

- Sie sitzen bequem oder stehen aufrecht mit den Füßen in Hüftbreite und lockeren Knien. Entspannen Sie die Schultern.
- Versuchen Sie, Ihre Schultern in den Boden „tropfen" zu lassen und zugleich den Nacken zu strecken. Wenden Sie langsam den Kopf nach rechts, bis Ihr Kinn auf halbem Weg zur Schulter steht. Folgen Sie nun der Schwerkraft: Der Kopf sinkt herab, der Nackenrücken wird gedehnt. Es ist so, als strebe Ihr Kinn zum Brustbein. Zählen Sie bis 10 oder 15.
- In dreifach verlangsamter Bewegung heben Sie Ihren Kopf und wenden ihn langsam zurück in die Ausgangsposition. Dann drehen Sie den Kopf sacht nach links und wiederholen das Ganze dort, zählen wieder bis 10 oder 15. Zum Abschluß langsam mit dem Kopf zur Mitte kommen.

ACHTUNG

- Drücken Sie den Kopf nicht nieder.
- Verkrampfen Sie die Schultern nicht.

Wiederholungen nach beiden Seiten									
1.Tag	2.Tag	3.Tag	4.Tag	5.Tag	6.Tag	7.Tag	8.Tag	9.Tag	10.Tag
11.Tag	12.Tag	13.Tag	14.Tag	15.Tag	16.Tag	17.Tag	18.Tag	19.Tag	20.Tag
21.Tag	22.Tag	23.Tag	24.Tag	25.Tag	26.Tag	27.Tag	28.Tag	29.Tag	30.Tag

Beine und Innenschenkel

Wenn Sie Probleme mit dem Knie haben, müssen Sie diese Übungen sehr sanft und langsam angehen. Die Beschwerden dürfen sich nicht verschlimmern. Viele Schülerinnen und Schüler, deren Knie durch Verletzungen, Arthritis oder sogar Operationen belastet waren, konnten feststellen, daß diese Übungen ihren Zustand auffallend verbesserten. Sie müssen nur vorsichtig sein und auf Ihr eigenes Urteil vertrauen. Auch Sie werden entdecken, daß dieses Training die Anfälligkeit für jegliche Verletzungen tatsächlich vermindert, weil es die Beinmuskulatur kräftigt. Weil diese Muskeln gleichzeitig diejenigen sind, die Ihre Rückenmuskulatur bei den alltäglichen Beschäfti-gungen entlasten, ziehen Sie daraus einen Extrabonus: Sie werden beim Laufen, Gehen und Stehen kaum mehr Beschwerden haben.

Beugen und Kippen

Für lange, schlanke Beine!

DIESE ÜBUNG
- stärkt und strafft Beine, Po und Unterleibsmuskulatur
- streckt die Wirbelsäule und den Rücken zwischen den Schulterblättern
- macht das Becken beweglich
- wirkt auf die Schenkel vorn und innen, auf Füße, Fesseln und Waden

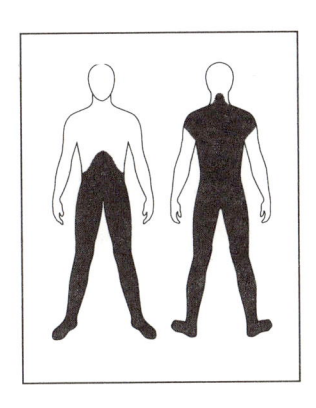

Ausführung

- Sie stehen vor Ihrer „Stützstange". Sie können eine Tischkante, eine Kommode, ein Pult, einen Sofarücken oder eine Sessellehne benutzen – irgend etwas, das Ihr Gewicht hält: Es muß nur höher sein als die Mitte Ihrer Schenkel. Halten Sie sich mit geraden, doch entspannten Armen daran fest. Ihr Abstand sollte 30 bis 45 Zentimeter betragen. Die Fersen stehen bequem auseinander, die Knie sind gebeugt, die Füße zeigen auswärts. Entspannen Sie Ihren Körper vollkommen.

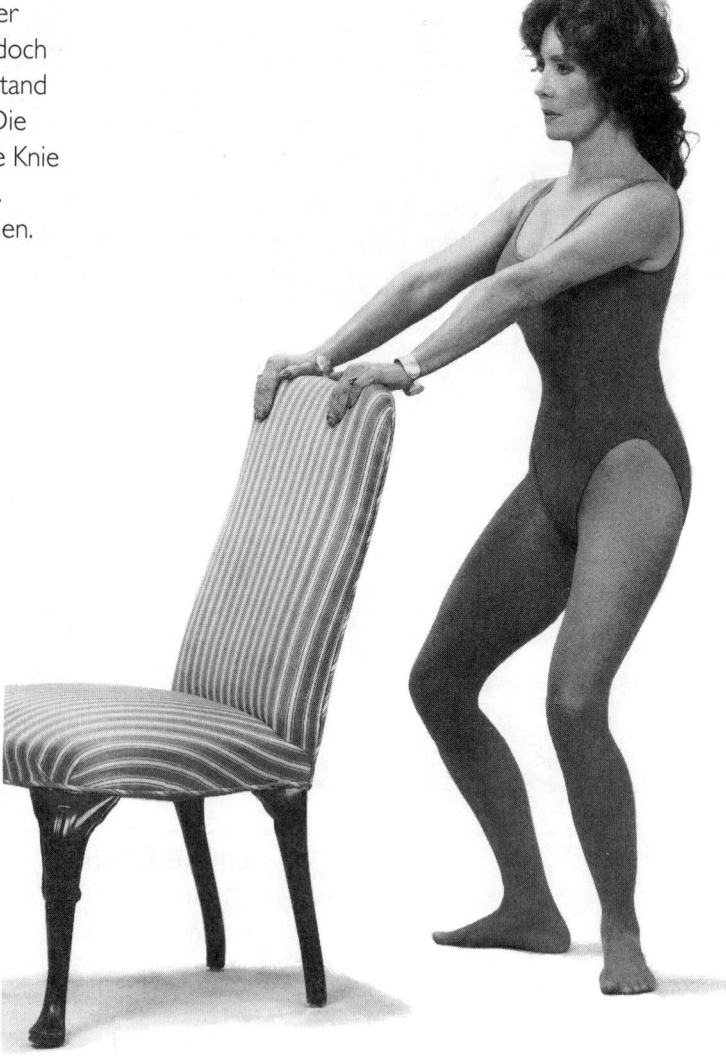

ACHTUNG

- Strecken Sie weder Po noch Bauch heraus.
- Den Po nicht tiefer senken als bis zu den Knien.
- Die Schultern nicht verkrampfen.

■ Sie halten die Wirbelsäule ganz aufrecht gestreckt und die Schultern gerade und beugen sich so in den Knien um 3 Zentimeter. Dann straffen Sie in dreifach verlangsamter Bewegung die Pobacken und kippen Ihr Becken hoch. Mit ein bißchen Mühe geht das viel höher, als Sie denken. Halten Sie die Position und zählen Sie bis 5 – dann geben Sie das Becken langsam frei.

■ Senken Sie nun den Körper in den Knien um 3 Zentimeter tiefer. Kippen Sie das Becken höher, zählen Sie wieder bis 5 – dann lösen. Und nun umgekehrt: 3 Zentimeter hoch, Becken kippen, bis 5 zählen, lösen. Und noch einmal: 3 Zentimeter höher, kippen, zählen, lösen. Das Ganze ist eine Folge.

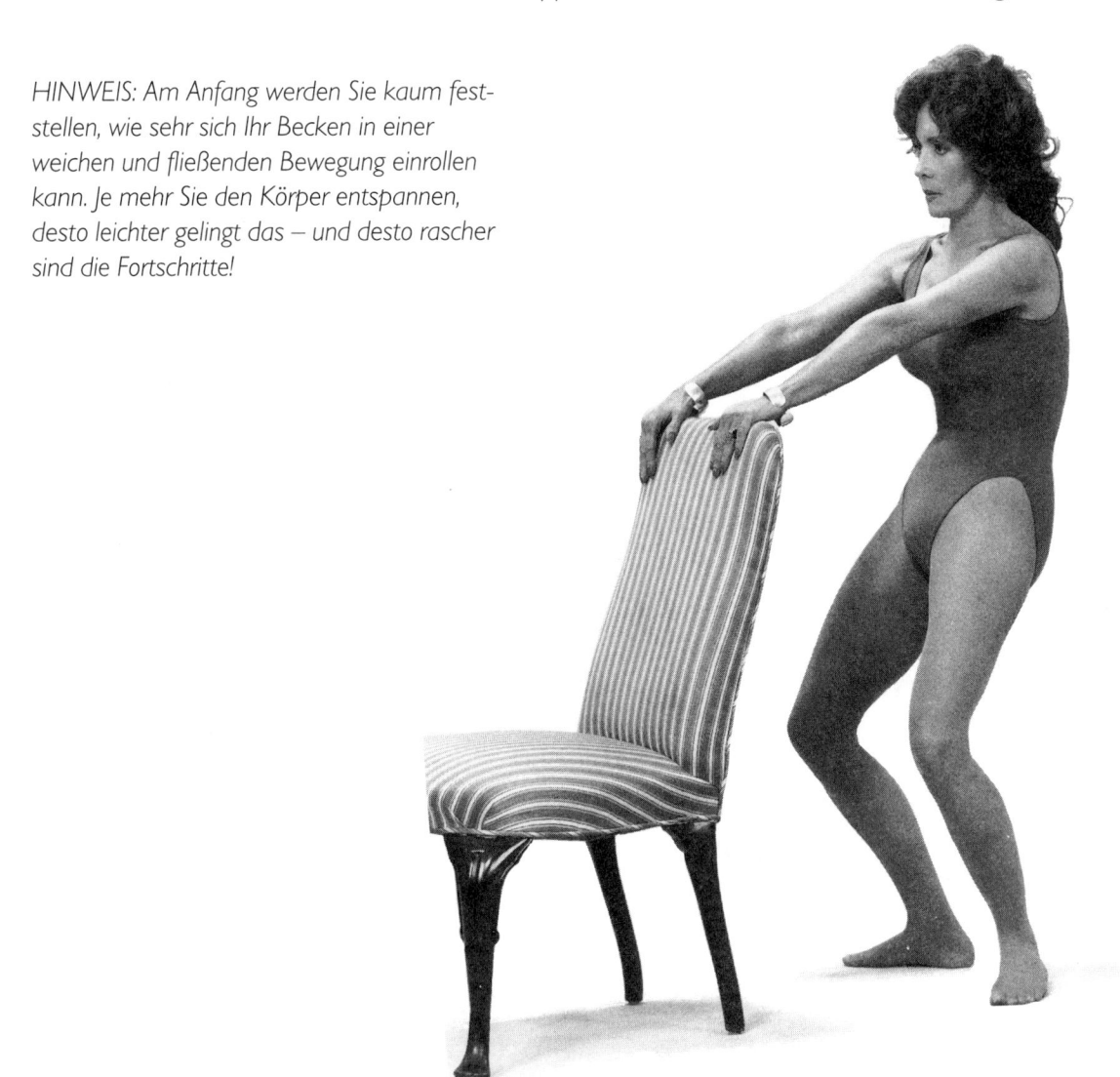

HINWEIS: Am Anfang werden Sie kaum feststellen, wie sehr sich Ihr Becken in einer weichen und fließenden Bewegung einrollen kann. Je mehr Sie den Körper entspannen, desto leichter gelingt das – und desto rascher sind die Fortschritte!

	Wiederholungen
1.Tag 2	2.Tag 2	3.Tag 3	4.Tag 3	5.Tag	6.Tag	7.Tag	8.Tag	9.Tag	10.Tag
11.Tag	12.Tag	13.Tag	14.Tag	15.Tag	16.Tag	17.Tag	18.Tag	19.Tag	20.Tag
21.Tag	22.Tag	23.Tag	24.Tag	25.Tag	26.Tag	27.Tag	28.Tag	29.Tag	30.Tag

Balance

Großartig für die Beinformung

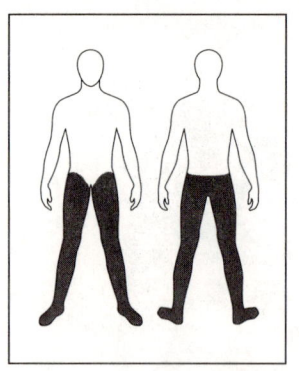

DIESE ÜBUNG
• streckt und strafft die Beinmuskeln besonders an den Schenkeln vorn und innen

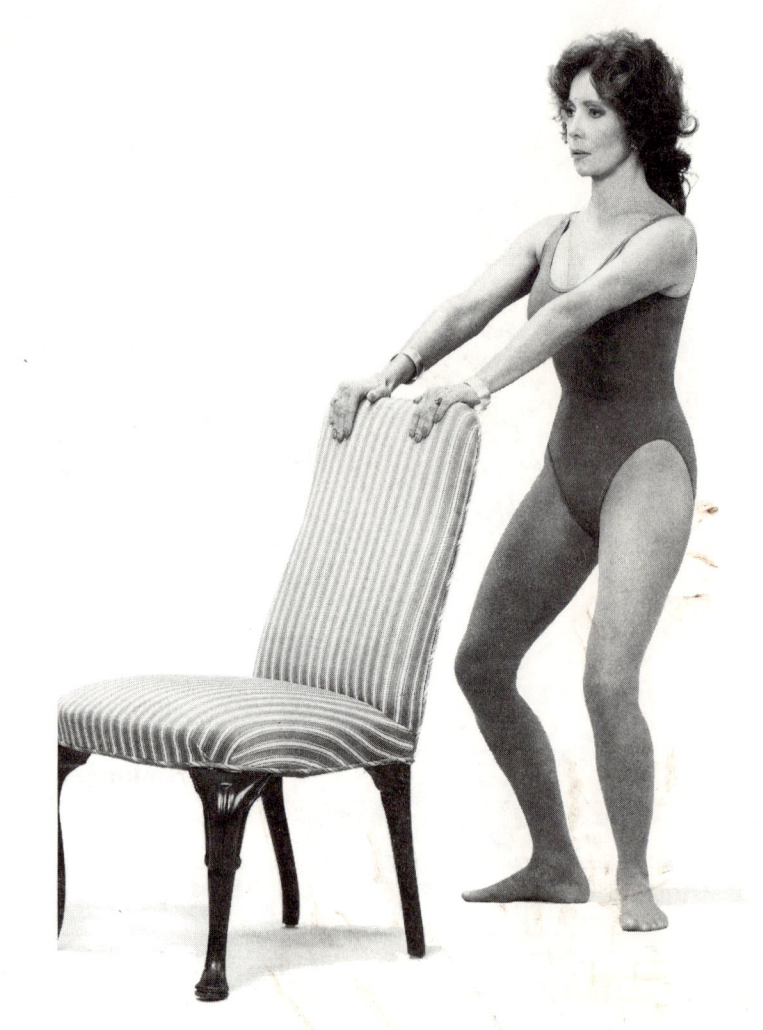

Ausführung

■ Sie stehen 30 bis 45 Zentimeter vor der Stütze und legen die Hände mit gestreckten, doch entspannten Armen darauf. Ihre Beine sind locker und die Knie gebeugt, die Füße in bequemem Abstand flach auf dem Boden und leicht auswärts gekehrt.

■ In dreifach verlangsamter Bewegung beugen Sie sich sanft in den Knien und senken den Körper so tief Sie nur können, ohne die Fersen vom Boden zu lösen. Versuchen Sie, den Körper aufrecht zu halten, vor allem das Rückgrat, und heben Sie sich so in die Ausgangsposition zurück. Dann wiederholen Sie das. Die Tiefe der Position ist nicht so wichtig wie die fließende Bewegung ab und auf – und das bitte dreifach verlangsamt.

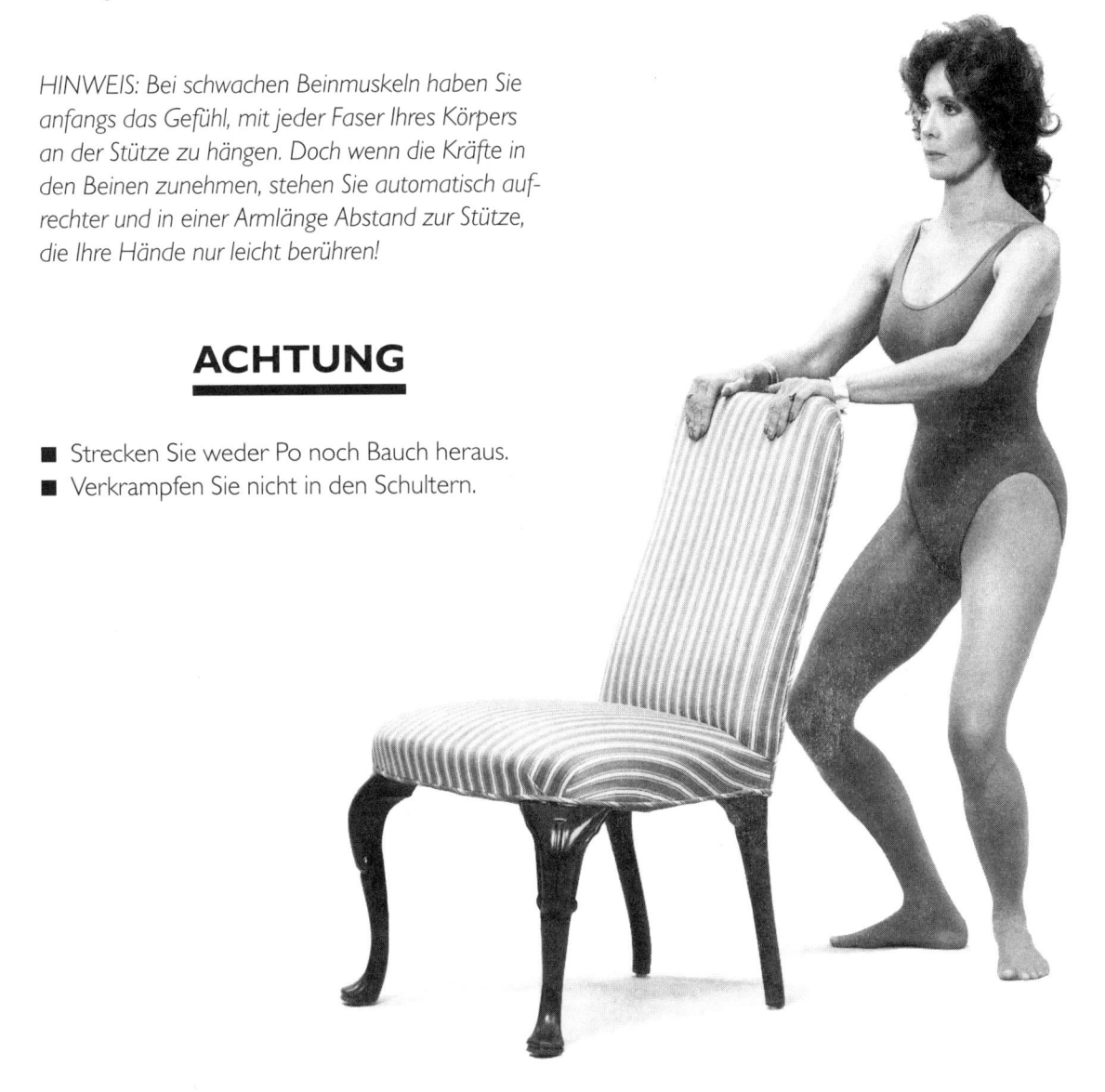

HINWEIS: Bei schwachen Beinmuskeln haben Sie anfangs das Gefühl, mit jeder Faser Ihres Körpers an der Stütze zu hängen. Doch wenn die Kräfte in den Beinen zunehmen, stehen Sie automatisch aufrechter und in einer Armlänge Abstand zur Stütze, die Ihre Hände nur leicht berühren!

ACHTUNG

■ Strecken Sie weder Po noch Bauch heraus.
■ Verkrampfen Sie nicht in den Schultern.

Wiederholungen									
1.Tag 5	2.Tag 7	3.Tag 9	4.Tag 10	5.Tag	6.Tag	7.Tag	8.Tag	9.Tag	10.Tag
11.Tag	12.Tag	13.Tag	14.Tag	15.Tag	16.Tag	17.Tag	18.Tag	19.Tag	20.Tag
21.Tag	22.Tag	23.Tag	24.Tag	25.Tag	26.Tag	27.Tag	28.Tag	29.Tag	30.Tag

Kniedehnung

Wenn diese Beinstreckung Ihren Ischiasnerv reizt oder andere Rückenbeschwerden hervorruft, dann gehen Sie gleich zur alternativen nächsten Übung weiter, und wiederholen Sie doppelt so oft wie angegeben.

DIESE ÜBUNG
- streckt Nacken und Wirbelsäule, die Muskeln zwischen den Schulterblättern, den Po und die Schenkel innen, Kniemuskulatur und Waden

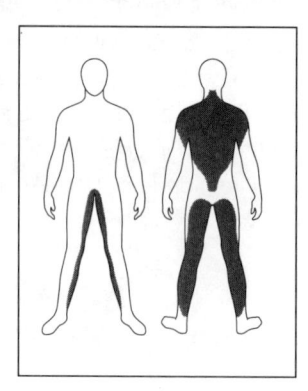

HINWEIS: Probieren Sie zuerst aus, welche Position und Höhe für Sie geeignet ist.

Ausführung

■ Bei dieser Übung sollte Ihre Stütze nicht höher sein als Ihre Knie – ein Sessel oder ein Sofa. Sie stehen vor dieser Stütze und legen die rechte Ferse darauf. Der Standfuß zeigt nach vorn, das Knie ist leicht angewinkelt. (Wegen der Balance müssen Sie den Fuß vielleicht ein wenig auswärts stellen.) Halten Sie das angehobene rechte Bein gebeugt, das linke Bein ist entspannt. Legen Sie die Hände voreinander auf Ihren rechten Schenkel. Richten Sie die Ellbogen seitwärts, um die Schulterpartie zu strecken.

■ Dreifach verlangsamt beugen Sie den Rumpf zum Knie, bis Sie die Dehnung spüren. Dann halten Sie ein, damit sich die Muskeln entspannen und Sie sich noch ein bißchen weiter vorneigen können. Bewegen Sie aus dieser Position jetzt Ihren Rumpf um 2 bis 6 Millimeter zum Knie und zurück. Wenn Sie jetzt schon eine starke Dehnung spüren, halten Sie einfach ein wenig inne. Achten Sie auf die Entspannung des Körpers, besonders von Nacken und Knien. Zum Abschluß heben Sie langsam den Körper, nehmen in Zeitlupe das Bein von der Stütze und setzen es zu Boden. Dann folgt die gleiche Übung mit dem linken Bein.

ACHTUNG

- Blockieren Sie keines der Knie.
- Legen Sie die Hände nicht auf die Knie.
- Helfen Sie nicht nach durch Ruckeln von Nacken oder Rumpf.
- Verspannen Sie Nacken und Schultern nicht.

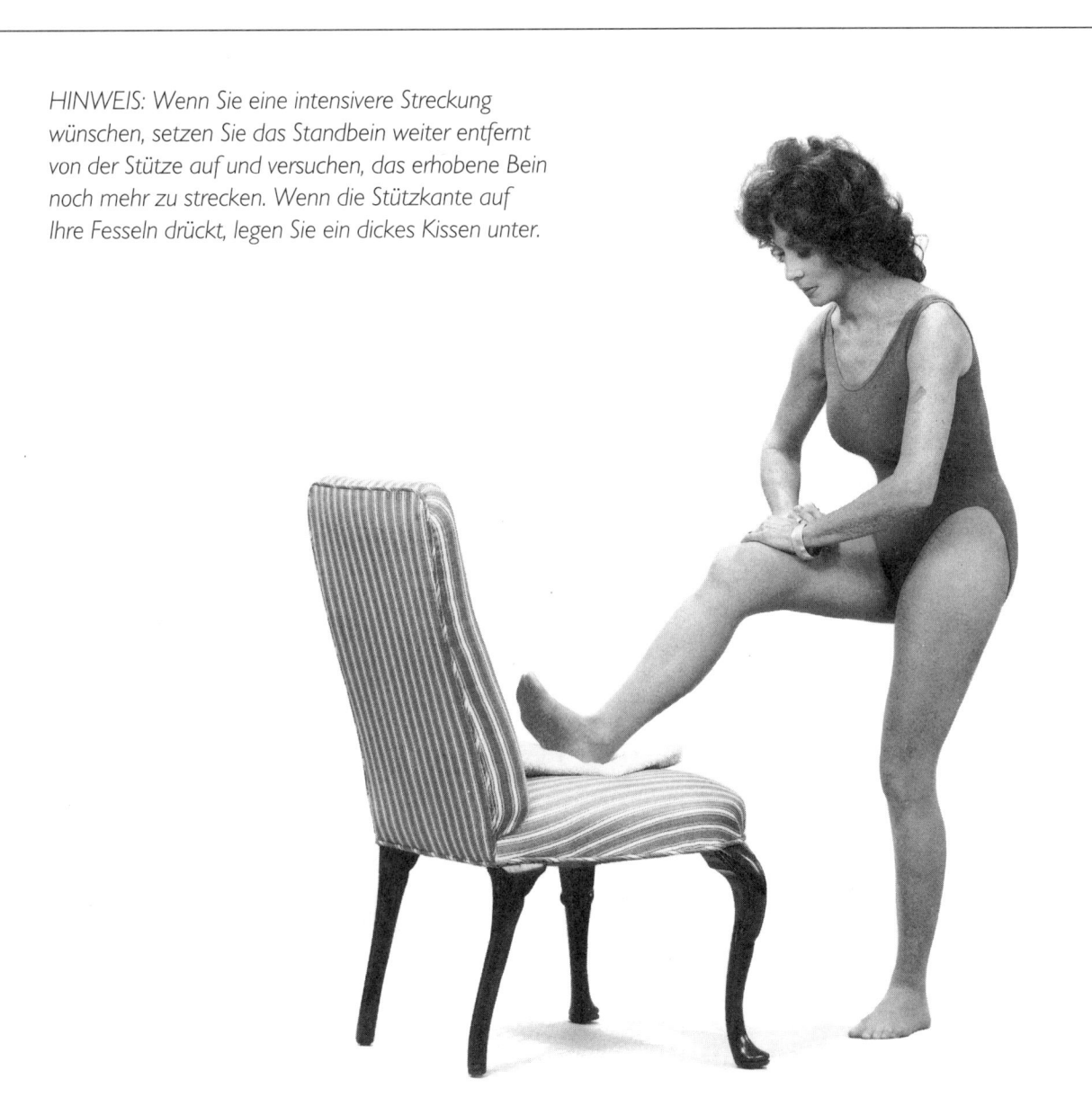

HINWEIS: Wenn Sie eine intensivere Streckung wünschen, setzen Sie das Standbein weiter entfernt von der Stütze auf und versuchen, das erhobene Bein noch mehr zu strecken. Wenn die Stützkante auf Ihre Fesseln drückt, legen Sie ein dickes Kissen unter.

Wiederholungen nach beiden Seiten									
1.Tag **15**	2.Tag **20**	3.Tag **25**	4.Tag **25**	5.Tag	6.Tag	7.Tag	8.Tag	9.Tag	10.Tag
11.Tag	12.Tag	13.Tag	14.Tag	15.Tag	16.Tag	17.Tag	18.Tag	19.Tag	20.Tag
21.Tag	22.Tag	23.Tag	24.Tag	25.Tag	26.Tag	27.Tag	28.Tag	29.Tag	30.Tag

Knie- und Wadenstreckung

DIESE ÜBUNG
- streckt Nacken, Wirbelsäule und die Muskeln zwischen den Schulterblättern, die Schenkel innen, die Beine hinten und besonders die Kniesehnen
- strafft die Brustmuskulatur

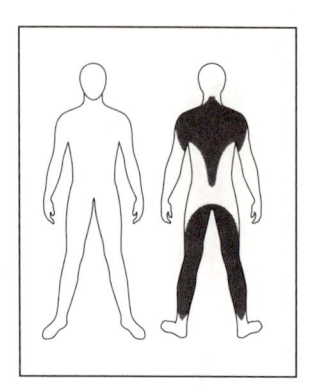

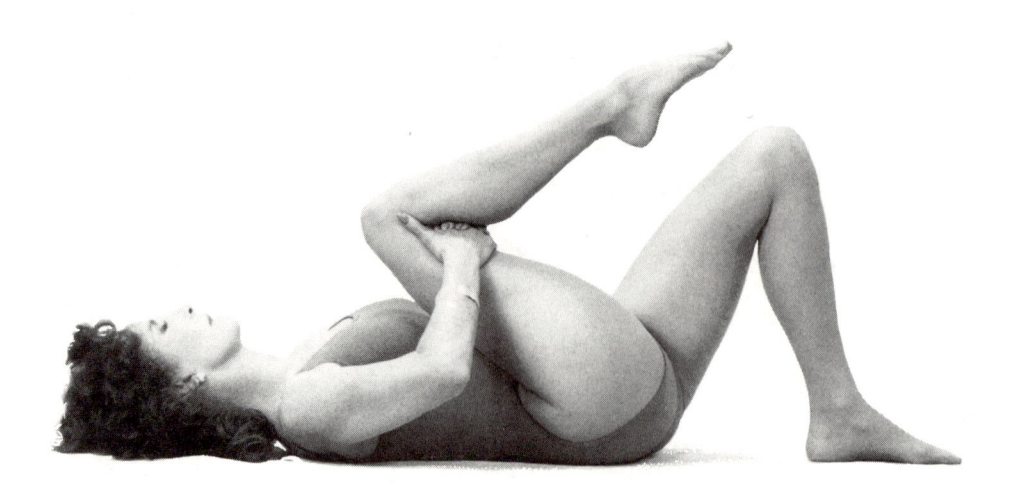

Ausführung

■ Sie liegen entspannt auf dem Rücken. Die Knie sind gebeugt und die Füße in Hüftbreite und bequemem Abstand vom Po flach auf dem Boden. Die Arme liegen an den Seiten.
■ Fassen Sie mit beiden Händen hinter den rechten Schenkel, strecken Sie die Ellbogen zur Seite, und ziehen Sie das rechte Bein so weit es geht zum Kinn. Der Kopf bleibt auf dem Boden, wenn Sie nun langsam Ihr Bein so weit es ohne Anstrengung gelingt zur Decke strecken.

■ Zählen Sie bis 10, und bewegen Sie das Bein dann sacht um 2 bis 6 Millimeter vor und zurück. Es ist sehr wichtig, daß Sie bei diesen feinen Impulsen nicht wippen. Wenn Sie zuvor schon eine starke Dehnung spüren, belassen Sie es beim Zählen. Zum Schluß lösen Sie die Arme und senken das Bein dreifach verlangsamt in die Ausgangsposition. Und dann wiederholen Sie das gleiche links.

HINWEIS: Die Kniesehnen sind in der Regel am dichtesten und bei sehr vielen Menschen extrem verspannt. Haben Sie also Geduld. Es kann mehr als 30 Tage dauern, sie richtig zu strecken. Doch es geschieht immer, wenn Sie diese Übung trainieren, und jedesmal ein bißchen mehr! Versuchen Sie, sich beim Zählen in der Startposition allmählich von 10 auf 30 Sekunden zu steigern, ehe Sie mit den Wiederholungen einsetzen.

ACHTUNG

■ Nicht wippen.
■ Ziehen Sie das Bein nicht gewaltsam heran.
■ Erzwingen Sie seine Streckung nicht.
■ Halten Sie den Nacken locker.

Wiederholungen nach beiden Seiten									
1.Tag 15	2.Tag 20	3.Tag 25	4.Tag 30	5.Tag	6.Tag	7.Tag	8.Tag	9.Tag	10.Tag
11.Tag	12.Tag	13.Tag	14.Tag	15.Tag	16.Tag	17.Tag	18.Tag	19.Tag	20.Tag
21.Tag	22.Tag	23.Tag	24.Tag	25.Tag	26.Tag	27.Tag	28.Tag	29.Tag	30.Tag

Standstreckung

Für straffe Schenkel

DIESE ÜBUNG
- streckt die Schenkelmuskulatur vorn und innen sowie die Wirbelsäule
- strafft und kräftigt die Muskulatur des Unterleibs, des Pos und des ganzen Beins

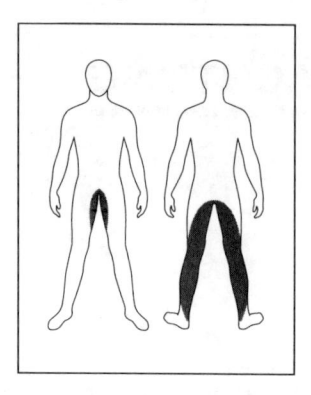

Ausführung

- Sie stehen an der Stütze und legen die linke Hand darauf. Stehen Sie aufrecht mit den Füßen hüftbreit auseinander und lockerer Körperhaltung. Beugen Sie das rechte Knie, und heben Sie den rechten Fuß hinten so hoch, daß Sie ihn locker in die Hand nehmen können: Er soll aber nicht den Po berühren und nicht aufwärts weisen! Beugen Sie ganz leicht das Standbein, und zählen Sie dann.
- Setzen Sie den Fuß langsam wieder ab, und wiederholen Sie das Ganze mit dem linken Bein.

ACHTUNG

- Das Bein darf nicht den Po berühren.
- Machen Sie kein Hohlkreuz, und strecken Sie den Bauch nicht heraus.
- Blockieren Sie weder die Ellbogen noch das Knie des Standbeins.

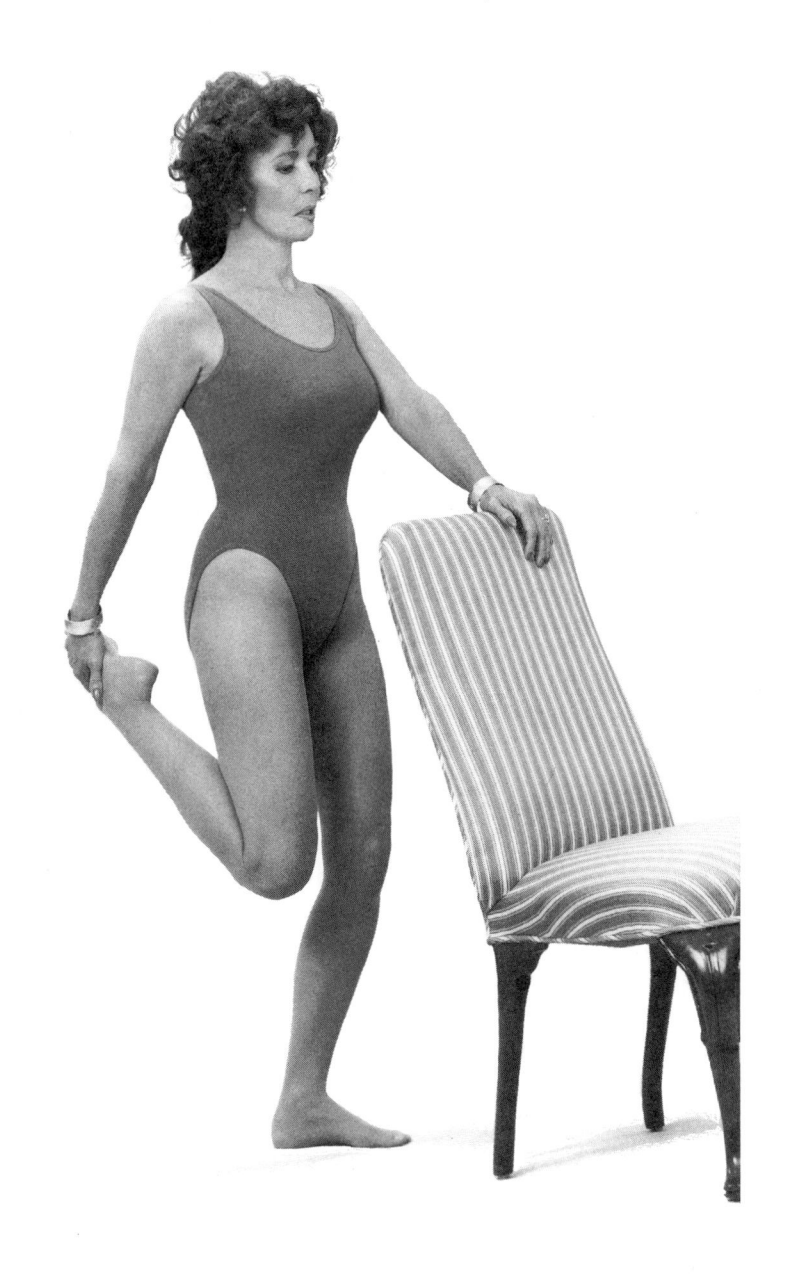

Zählen Sie auf jeder Seite bis									
1.Tag 10	2.Tag 15	3.Tag 20	4.Tag 30	5.Tag	6.Tag	7.Tag	8.Tag	9.Tag	10.Tag
11.Tag	12.Tag	13.Tag	14.Tag	15.Tag	16.Tag	17.Tag	18.Tag	19.Tag	20.Tag
21.Tag	22.Tag	23.Tag	24.Tag	25.Tag	26.Tag	27.Tag	28.Tag	29.Tag	30.Tag

Schenkeldruck innen

Mit dem Älterwerden neigen unsere Innenschenkel dazu, wabbelig zu werden. Durch diese Übung werden sie glatt und straff.

DIESE ÜBUNG
- strafft die Schenkelinnenseite
- streckt die Wirbelsäule
- stärkt die Muskeln von Bauch, Po, Lenden, Waden und Füßen

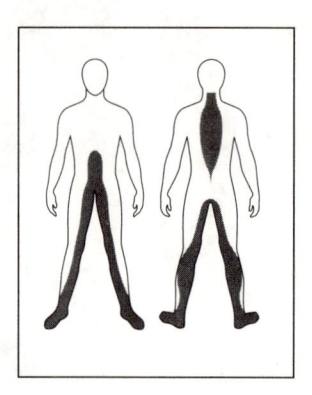

HINWEIS: Für diese Übung brauchen Sie einen robusten Gegenstand, an den Sie Ihre Beine pressen können. Es kann ein Pult sein, ein Tisch, ein Stuhl oder sogar ein Aktenschrank. Die Breite ist gleichgültig, solange es nur bequem für Sie ist. Sie werden staunen, wie stark Ihre Innenschenkelmuskeln durch diese Kontraktion werden!

Ausführung

■ Sie sitzen mit ausgestreckten Beinen vor dem gewählten Möbelstück. Beugen Sie die Knie ein wenig, und legen Sie die Wölbung der Füße an seine Seiten. Dann machen Sie den Rücken rund und lassen die Schultern ruhig ein bißchen herabhängen. Halten Sie die Arme locker und die Handflächen seitlich auf dem Boden liegend. Wenn Sie sich zu rasch und zu früh aufrichten, bringen Sie zu viel Druck auf den unteren Rücken.

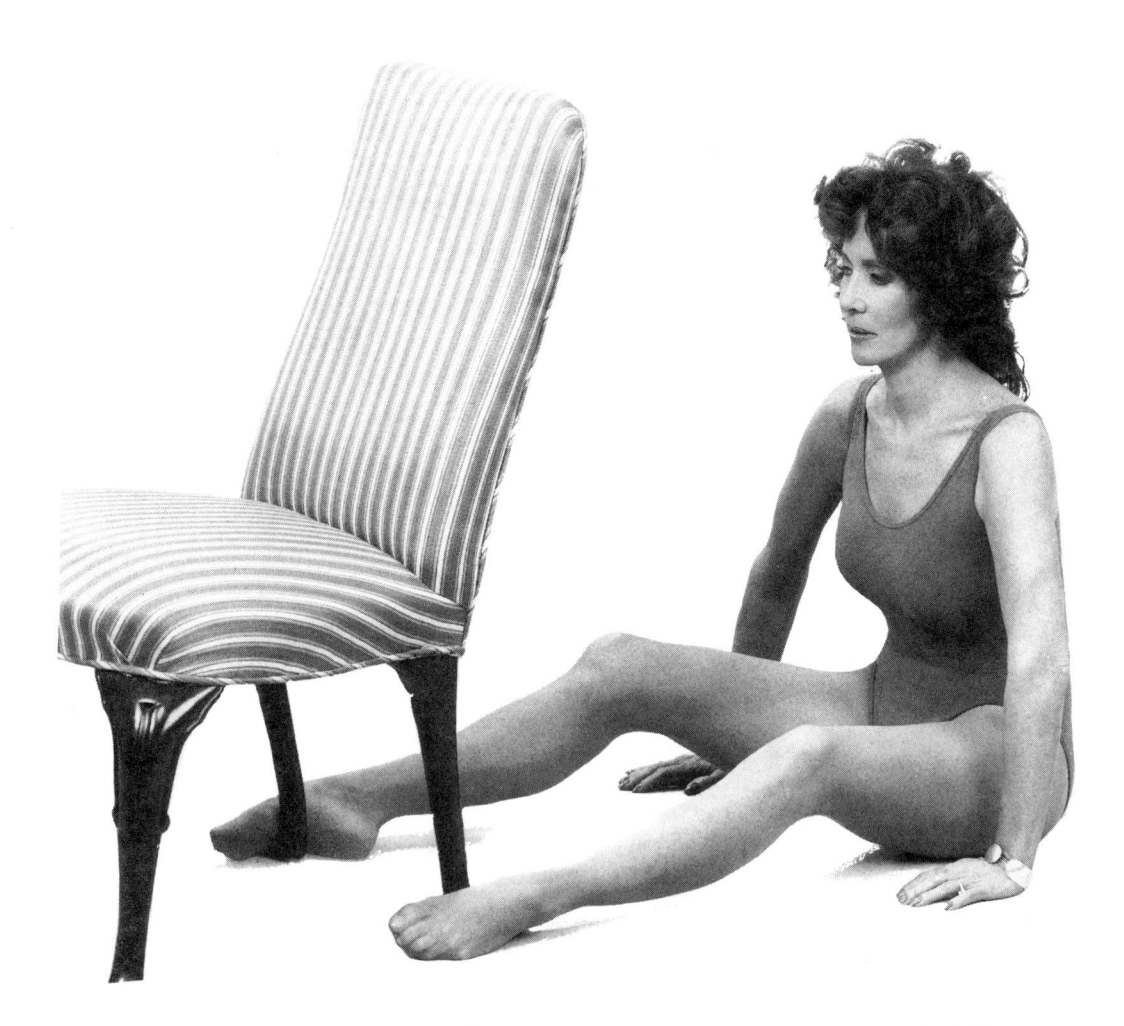

■ Mit gebeugten Knien pressen Sie nun so fest Sie können die Füße zusammen. Zählen Sie so weit, wie Sie können – dann lösen Sie den Druck. Die Wirkung ist sehr viel besser, wenn Sie dauernd anpressen und nicht nur den Druck halten!

HINWEIS: Am Anfang werden Sie diese Übung mächtig in den Waden und an den Knieinnenseiten spüren. Aber dann merken Sie, wie die Schenkel innen arbeiten.

ACHTUNG

■ Nicht pressen und dann nachlassen: Halten Sie den Druck während des Zählens.
■ Nicht die Schultern anspannen.

Zählen Sie bis									
1.Tag **25**	2.Tag **25**	3.Tag **25**	4.Tag **25**	5.Tag	6.Tag	7.Tag	8.Tag	9.Tag	10.Tag
11.Tag	12.Tag	13.Tag	14.Tag	15.Tag	16.Tag	17.Tag	18.Tag	19.Tag	20.Tag
21.Tag	22.Tag	23.Tag	24.Tag	25.Tag	26.Tag	27.Tag	28.Tag	29.Tag	30.Tag

Po, Hüfte und Außenschenkel

Beachten Sie: *Diese Übungsreihe scheint auf den ersten Blick kompliziert. Lesen Sie den Text genau durch, ehe Sie damit beginnen, damit Sie verstehen, worauf es ankommt. Der Erfolg wird es Ihnen lohnen. Plagen Sie sich nicht damit, die Übungen exakt so auszuführen, wie auf den Bildern dargestellt. Folgen Sie Ihren eigenen Möglichkeiten – das ist genau richtig. Werden Ihre Muskeln kräftiger, dann kommen auch Sie besser in Form. Lassen Sie sich nicht entmutigen, wenn Sie bei jeder neuen Phase das Gefühl haben, am Anfang zu stehen. Sie arbeiten Ihre Muskeln tiefer und tiefer durch, und in kürzester Zeit wird jede Phase eine Leichtigkeit sein.*

DIE BEIDEN NÄCHSTEN ÜBUNGEN
- formen den Po: ein lieblicher Pfirsich statt einer hängenden Birne
- vertreiben das Wabbelpolster
- reduzieren die „Satteltaschen" – am Ende verschwinden sie
- straffen die Armmuskulatur

Hochstreckung sitzend

Da spüren Sie Wirkung!

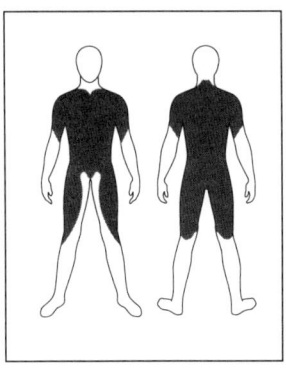

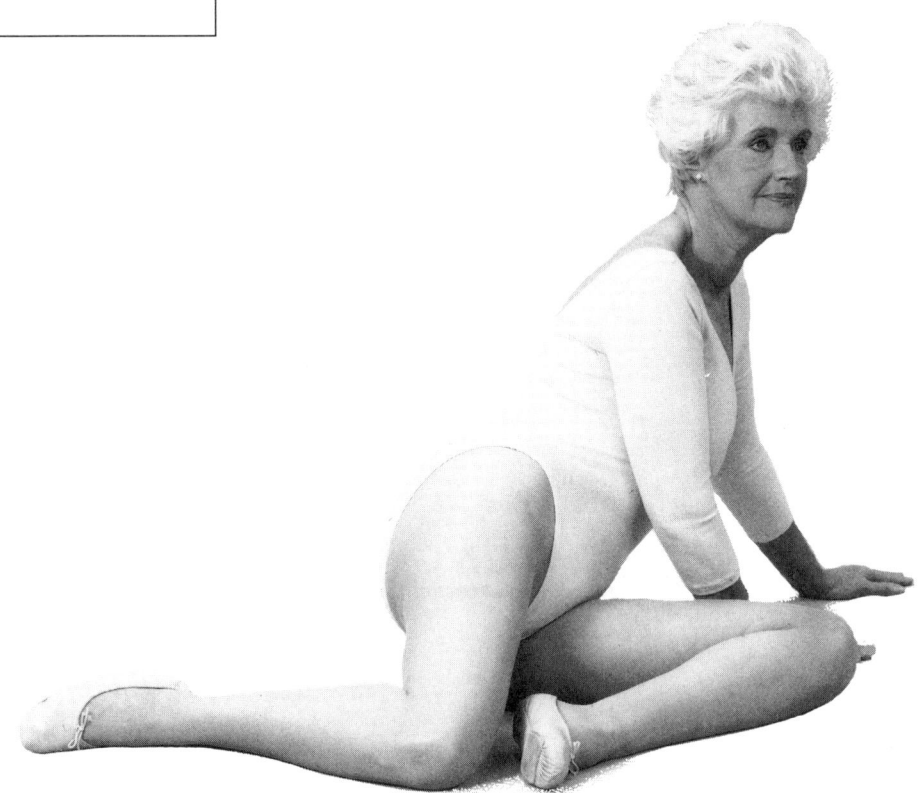

Ausführung

■ Sie sitzen auf der linken Pobacke, und das linke Knie ruht angewinkelt vor Ihnen auf dem Boden, die Ferse vor dem Körper. Das rechte Bein ist zur Seite gestreckt, sein Knie unter dem linken Fuß gebeugt, und der rechte Fuß zeigt nach hinten. Lehnen Sie den Rumpf nach links, und straffen Sie den Rücken – damit Sie ihn nicht wölben. Legen Sie die Hände zwischen Knie und Hüfte seitlich auf den Boden. Ihre Ellbogen sollen leicht gebeugt sein.

■ Heben Sie das rechte Bein an, so daß Ihr Knie ein paar Zentimeter über dem Boden schwebt. Nun bewegen Sie dies rechte Bein sacht und dreifach verlangsamt um 2 bis 6 Millimeter vor und zurück. Nach den Wiederholungen senken Sie es langsam zu Boden.
■ Wechseln Sie die Seite für die gleiche Übung.

HINWEIS: Diese Übung geht auf die Ballettfigur „Attitüde" zurück. Ich habe sie so abgewandelt, daß sie noch tiefer auf die Gesäßmuskeln einwirkt. Wenn Sie Schwierigkeiten haben, das Bein anzuheben, plazieren Sie die Hände etwas weiter weg vom Körper und lehnen sich mehr zur Gegenseite. Das erleichtert das Anheben des Beins.

ACHTUNG

■ Strecken Sie den Po nicht heraus.
■ Bleiben Sie ganz locker, besonders in den Schultern.
■ Drücken Sie den Bauch nicht vor.
■ Und kein hohles Kreuz machen.

Wiederholungen nach beiden Seiten									
1.Tag 15	2.Tag 20	3.Tag 25	4.Tag 25	5.Tag	6.Tag	7.Tag	8.Tag	9.Tag	10.Tag
11.Tag	12.Tag	13.Tag	14.Tag	15.Tag	16.Tag	17.Tag	18.Tag	19.Tag	20.Tag
21.Tag	22.Tag	23.Tag	24.Tag	25.Tag	26.Tag	27.Tag	28.Tag	29.Tag	30.Tag

Seitstreckung sitzend

Für einen schönen Rücken!

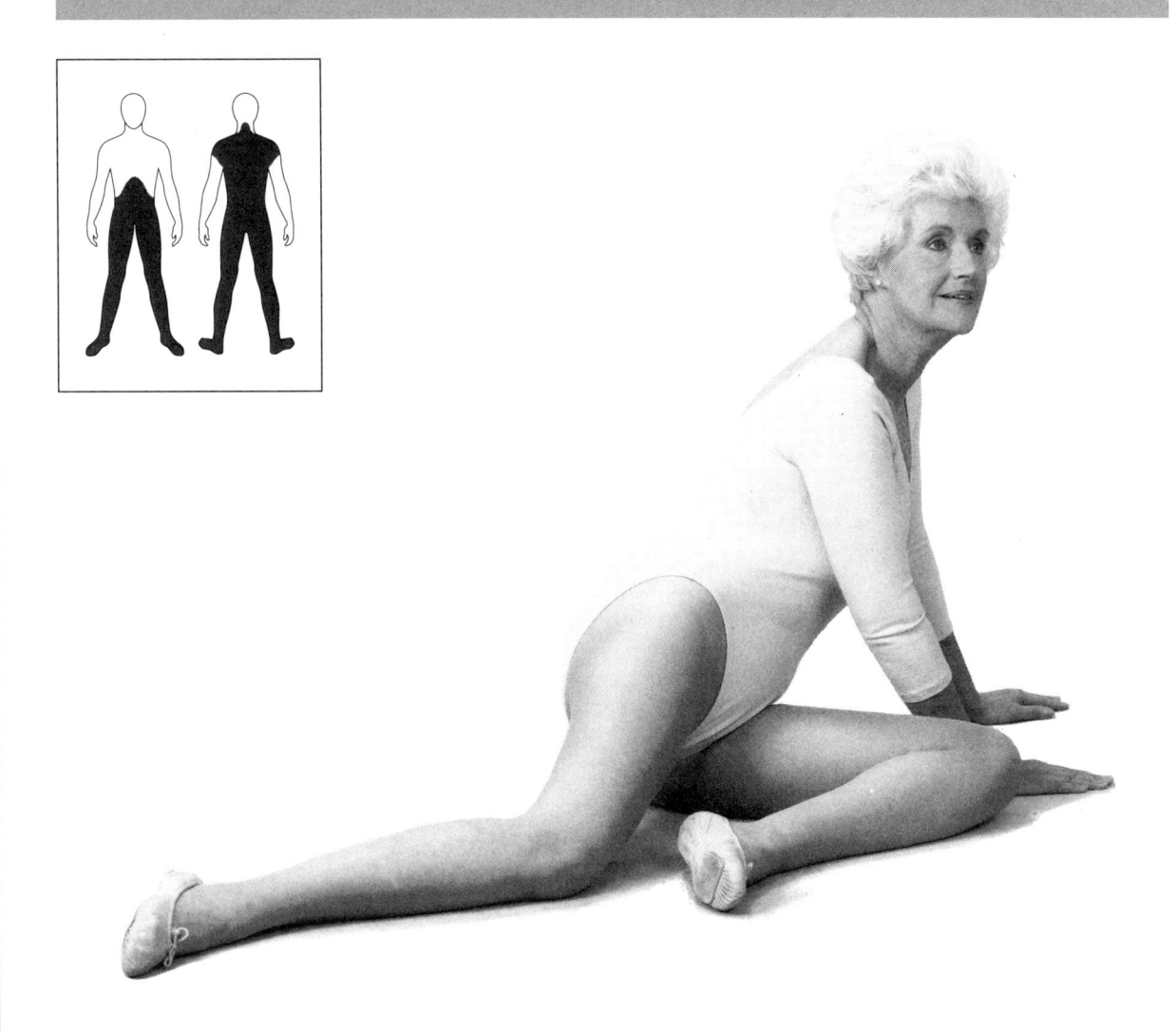

HINWEIS: Vergessen Sie nach der vorigen Übung nicht, vor dieser wieder die Seiten zu wechseln.

Ausführung

■ Sie sitzen auf der linken Pobacke, und das linke Bein ruht wieder angewinkelt vor Ihnen mit der Ferse ein wenig abgerückt vom Körper. Das rechte Bein ist vor der Hüfte leicht zur Seite gestreckt und das Knie unter dem linken Fuß gebeugt. Lehnen Sie sich nach links, und legen Sie die Hände zwischen Knie und Hüfte auf den Boden; dabei sind die Ellbogen ein wenig gebeugt.

■ Heben Sie nun das rechte Bein so hoch Sie können, doch nicht mehr als 20 Zentimeter vom Boden. Dann bewegen Sie das ganze Bein sanft um 2 bis 6 Millimeter auf und ab. Wechseln Sie die Seiten, arbeiten Sie sich vor auf die angegebenen Wiederholungen – aber machen Sie Pausen, sobald es nötig ist.

HINWEIS: Lehnen Sie sich so weit zur Seite, wie es für die korrekte Haltung der Beine notwendig ist.

ACHTUNG

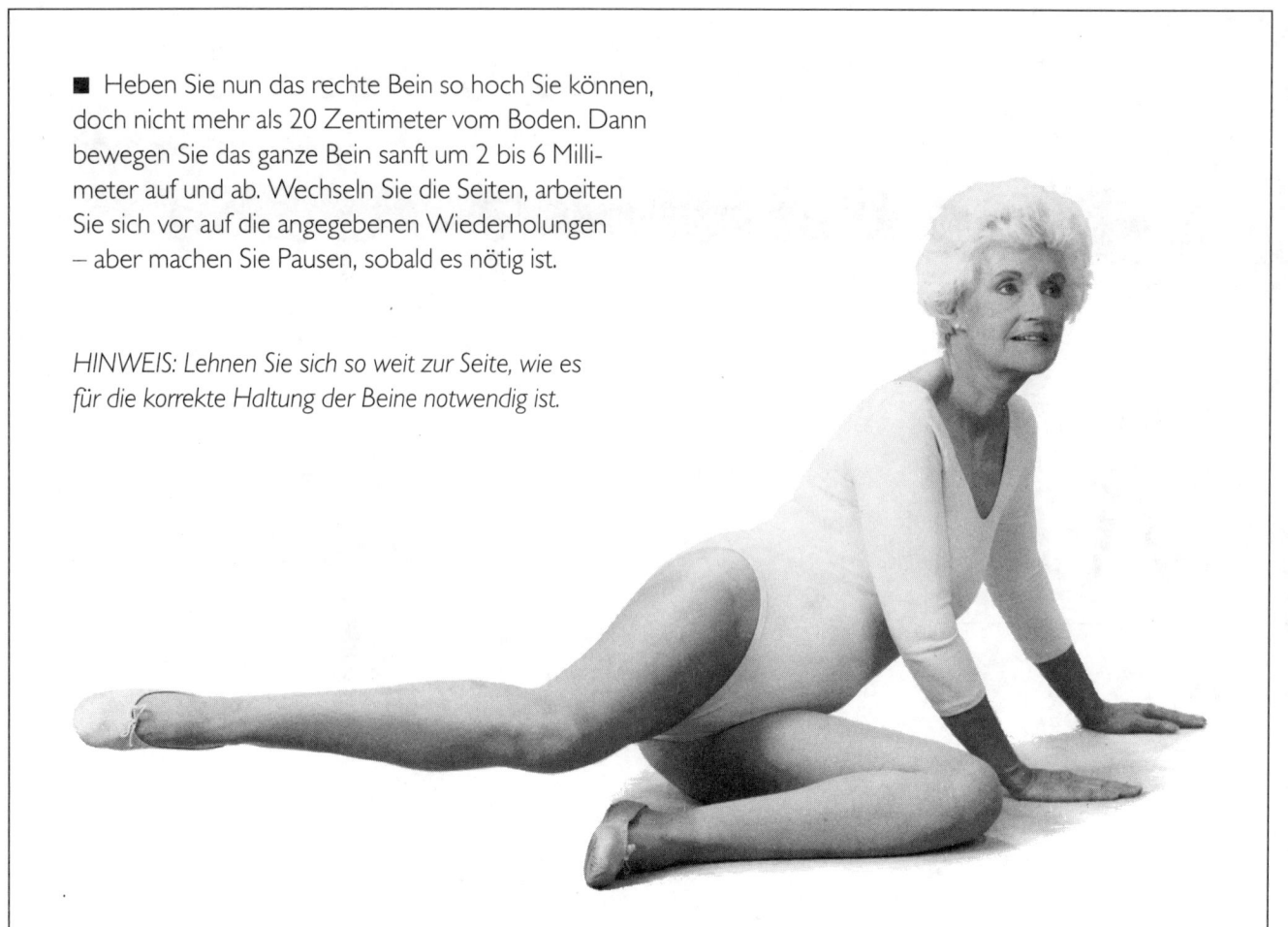

■ Strecken Sie nicht den Bauch heraus.
■ Den Rücken auch nicht wölben.
■ Nacken und Schultern locker lassen.

Wiederholungen nach beiden Seiten									
1.Tag **15**	2.Tag **20**	3.Tag **25**	4.Tag **25**	5.Tag	6.Tag	7.Tag	8.Tag	9.Tag	10.Tag
11.Tag	12.Tag	13.Tag	14.Tag	15.Tag	16.Tag	17.Tag	18.Tag	19.Tag	20.Tag
21.Tag	22.Tag	23.Tag	24.Tag	25.Tag	26.Tag	27.Tag	28.Tag	29.Tag	30.Tag

Beckenrotation

Diese Übung wie die folgende entstanden aus einem Bewegungsablauf, den ich beim Bauchtanz lernte. Die meisten stellen mit Vergnügen die Beweglichkeit zur Schau, die sie speziell aus dieser Übung gewinnen. Sie werden sehen: Elvis Presley hatte die richtige Idee!

DIESE ÜBUNG
- strafft die Muskeln von Po, Schenkeln und Innenschenkeln, im unteren Rücken, in Bauch und Becken
- streckt Arme und Wirbelsäule
- lockert den Beckenbereich

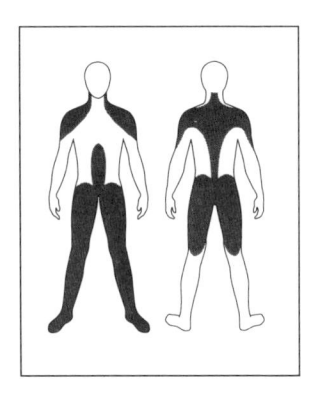

HINWEIS: Fast jedem fällt diese Übung am Anfang schwer, weil diese Rotationen so viele Muskelgruppen des Körpers einbeziehen. Einige von ihnen haben Sie wahrscheinlich nie im Leben in Anspruch genommen – und jetzt sollen sie miteinander etwas vollbringen, was ihnen völlig fremd ist. Urteilen Sie also nicht zu hart über sich: Tun Sie Ihr Bestes! Mit jeder Übung bauen Sie die Kraft auf, und binnen kurzem werden Sie die schönen, fließenden und verführerischen Bewegungen richtig genießen. Die Lockerung des Beckenbereichs ist sehr wichtig, denn dies hat einen enormen Einfluß auf Beine und Rumpf. Wenn die Beckenpartie versteift ist, fehlt Ihnen die angeborene Beweglichkeit. Die Übung kann Ihnen helfen, jugendliche Geschmeidigkeit und das freie Gefühl Ihrer Kindheit wiederzugewinnen.

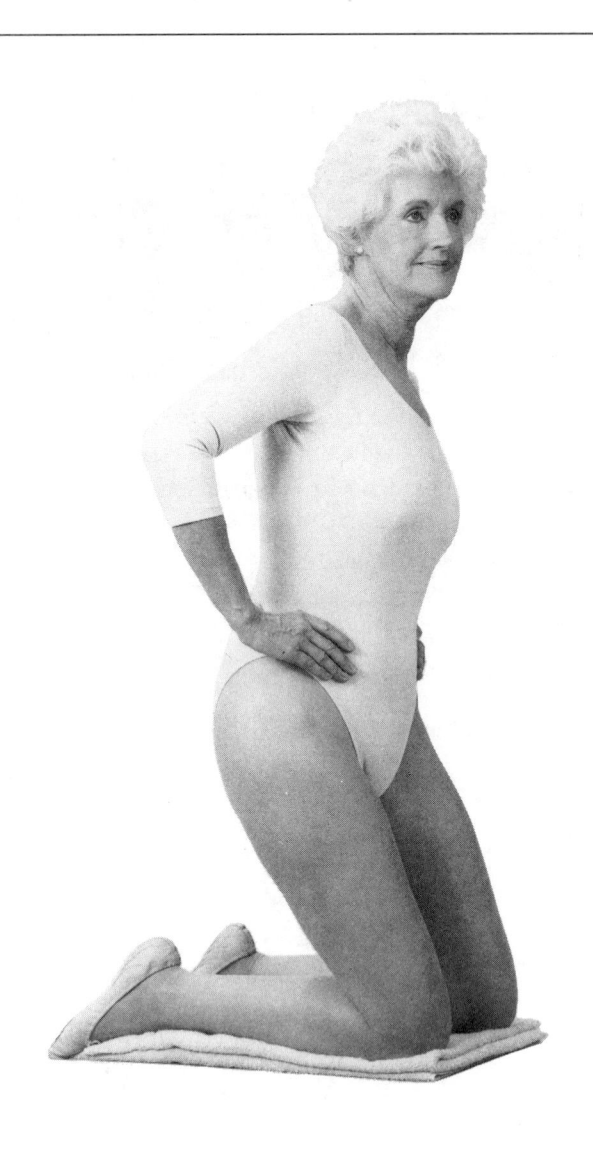

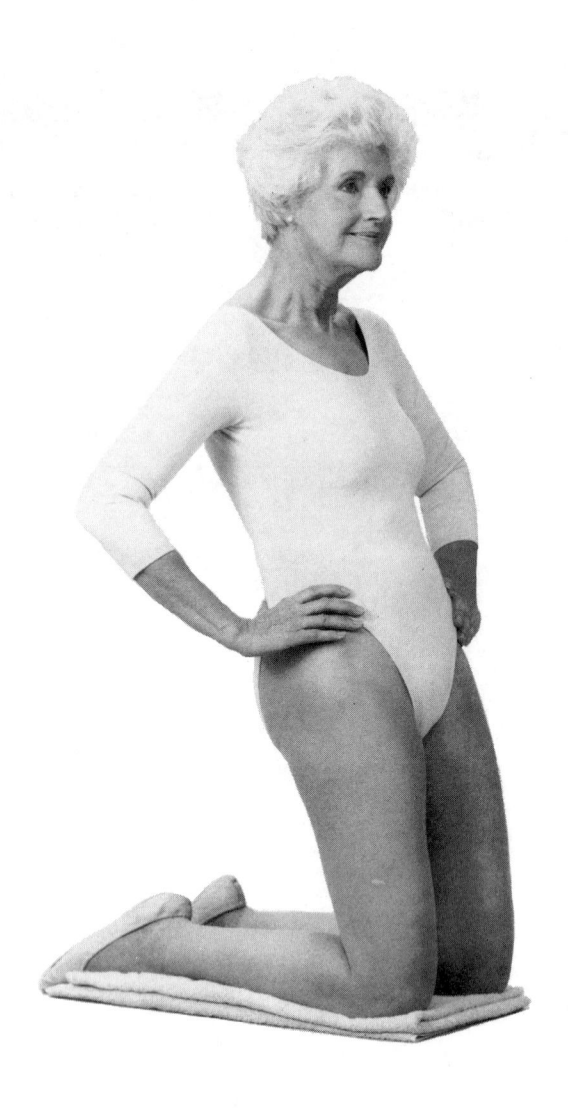

Ausführung

■ Sie knien hüftbreit auf einem Kissen oder einer weichen Unterlage, die von den Füßen bis zu den Knien reicht. Legen Sie die Hände auf die Hüften, und senken Sie den Rumpf etwa 8 Zentimeter ab.

ACHTUNG

■ Wölben Sie nicht den Rücken.
■ Strecken Sie nicht den Bauch heraus.
■ Versuchen Sie nicht zu viel zu schnell auf einmal!

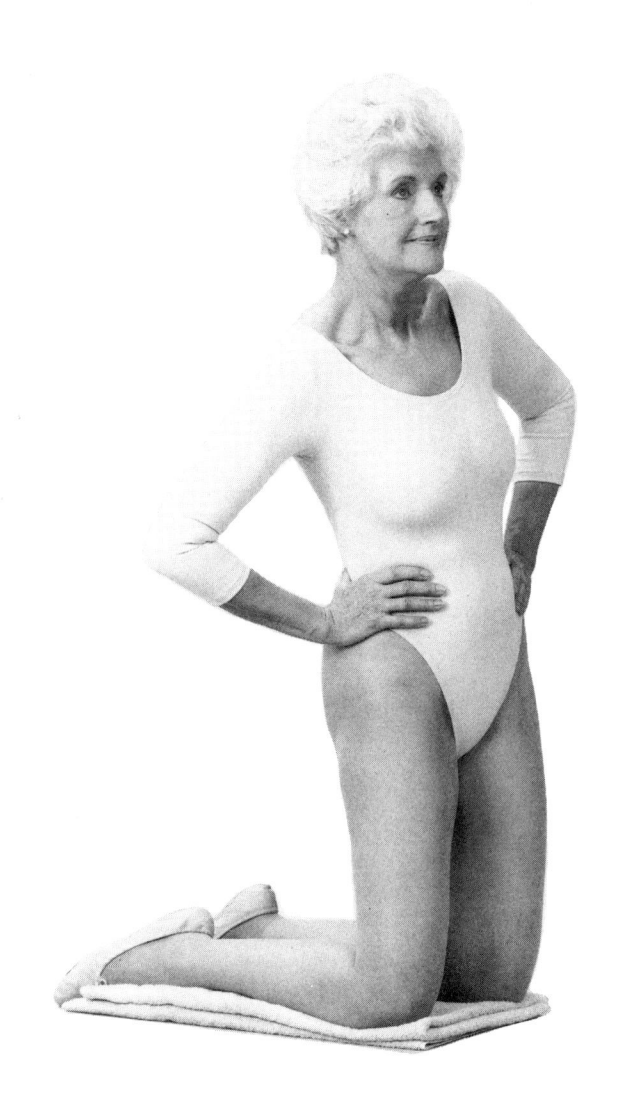

■ Bewegen Sie jetzt sanft und dreifach verlangsamt Ihre Hüften – nicht den Körper! – so weit Sie können nach rechts. Dann drehen Sie Ihr Becken langsam nach vorn. Versuchen Sie, es ganz zum Nabel zu kippen, und dann rotieren Sie mit den Hüften so weit es geht nach links. Nun strecken Sie den Po nach hinten – aber dabei machen Sie kein Hohlkreuz, sondern strecken den Rücken eher, so daß Sie es unten in der Wirbelsäule spüren. Dann schließen Sie diese Kreisbewegung zur rechten Hüfte. Ganz nach Ihrem eigenen Tempo wiederholen Sie jetzt die Rotation rechtsherum und dann in umgekehrter Richtung linksherum. Machen Sie eine Pause zwischendurch, wenn Ihnen danach ist.

Wiederholungen in beide Richtungen									
1.Tag **2**	2.Tag **2**	3.Tag **2**	4.Tag **2**	5.Tag	6.Tag	7.Tag	8.Tag	9.Tag	10.Tag
11.Tag	12.Tag	13.Tag	14.Tag	15.Tag	16.Tag	17.Tag	18.Tag	19.Tag	20.Tag
21.Tag	22.Tag	23.Tag	24.Tag	25.Tag	26.Tag	27.Tag	28.Tag	29.Tag	30.Tag

Beckenschaufel

Anmutig, fließend – das macht schön!

DIESE ÜBUNG
- strafft die Beinmuskeln, besonders vorn und innen an den Schenkeln, strafft Bauch, Po und Waden
- streckt die Wirbelsäule

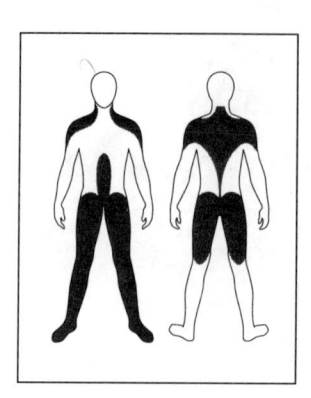

Ausführung

■ Sie knien in Hüftbreite auf einem Kissen oder Polster, das die Beine von Fuß bis Knie schützt. Führen Sie die Arme gerade über den Kopf, legen Sie Oberkörper und Nacken, als wollten Sie länger werden, bis Sie das Stretching unten im Rücken spüren.

■ Strecken Sie sich weiter, wenn Sie jetzt langsam den Po um 10 Zentimeter senken, die Gesäßmuskeln straffen und allmählich das Becken hochkippen. Zählen Sie in dieser Position bis 3. Ihre Arme werden sich nach vorn bewegen, wenn Sie Ihr Becken kippen.

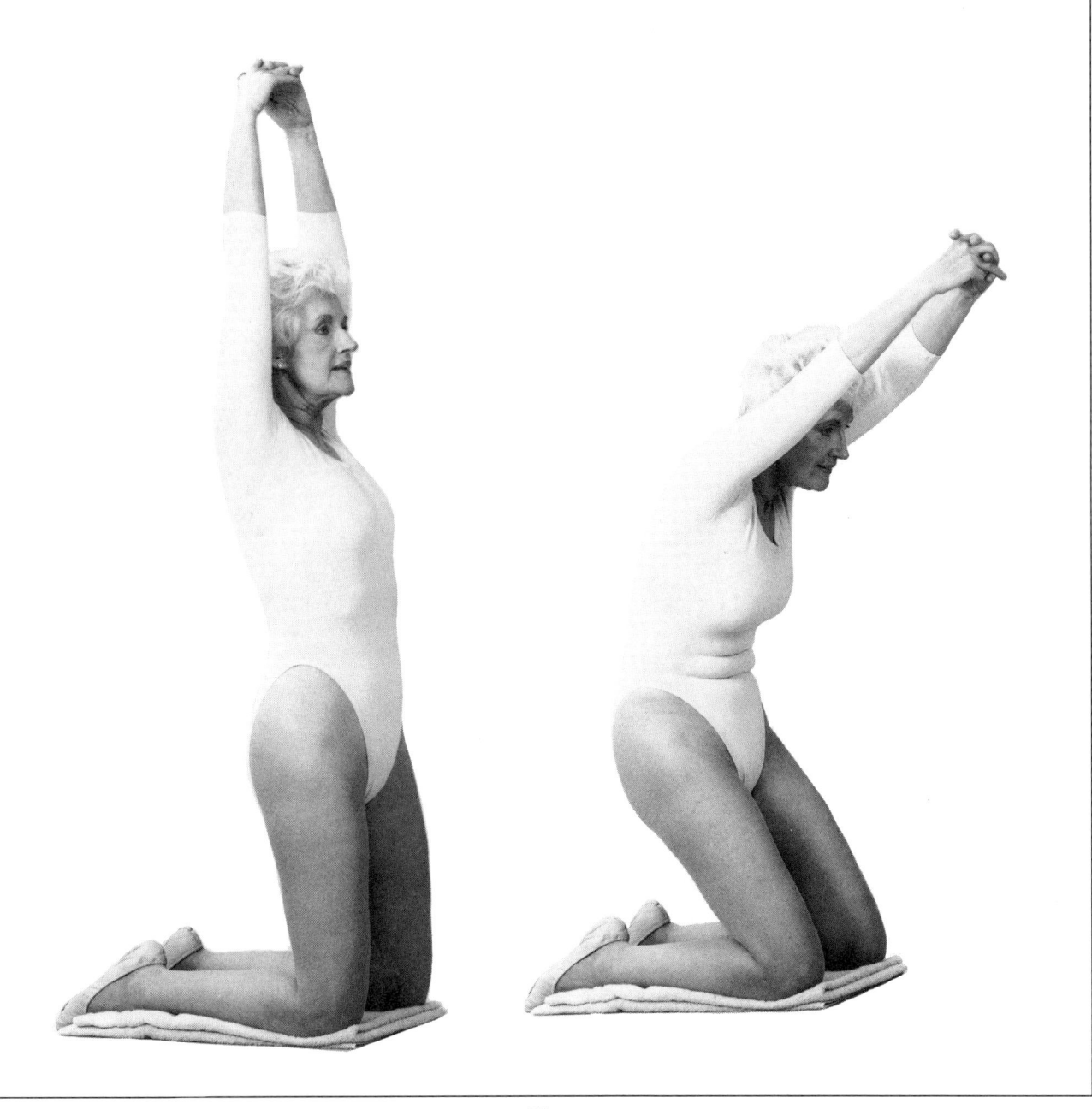

■ Dreifach verlangsamt und mit gekipptem Becken heben Sie Ihren Körper dann aus den Hüften zurück in die Startposition. Achten Sie auf die anhaltende Streckung während dieser ruhigen, wellenförmigen und kraftvollen Bewegungen.

ACHTUNG

■ Wölben Sie den Rücken nicht.
■ Das Becken nicht ruckartig bewegen.

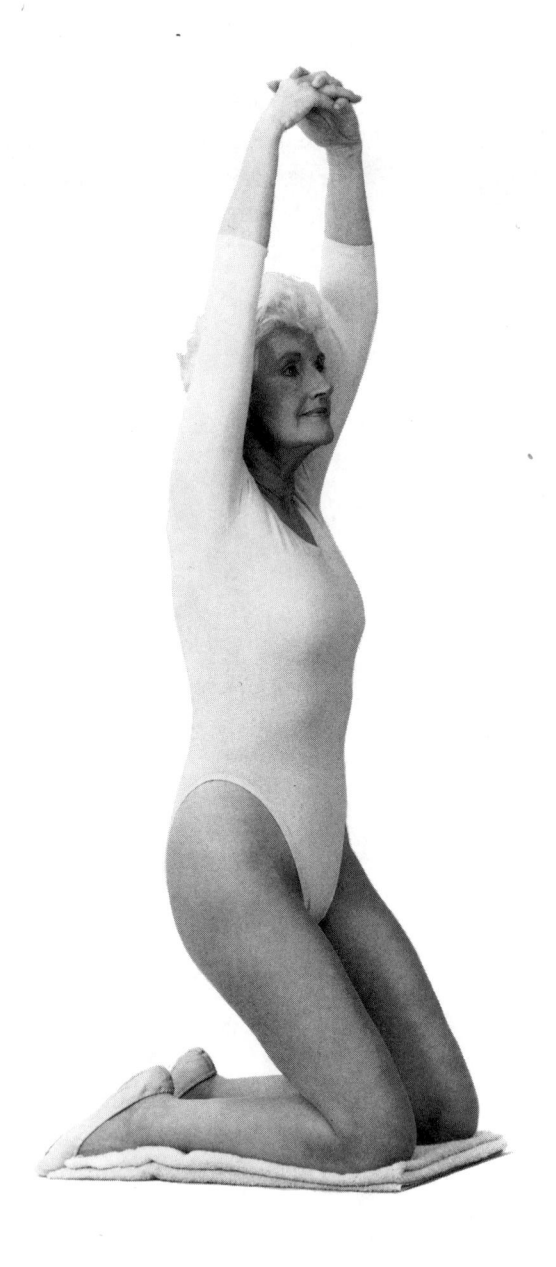

Wiederholungen									
1.Tag 2	2.Tag 2	3.Tag 2	4.Tag 2	5.Tag	6.Tag	7.Tag	8.Tag	9.Tag	10.Tag
11.Tag	12.Tag	13.Tag	14.Tag	15.Tag	16.Tag	17.Tag	18.Tag	19.Tag	20.Tag
21.Tag	22.Tag	23.Tag	24.Tag	25.Tag	26.Tag	27.Tag	28.Tag	29.Tag	30.Tag

Schenkelstraffung vorn

Für straffe, schlanke, schöne Schenkel

DIESE ÜBUNG
- streckt den Nacken, die Bauchmuskeln, die Wirbelsäule und die Schenkel
- strafft den Po, die Innenschenkel und den Bauch

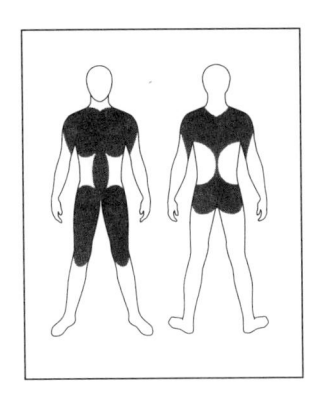

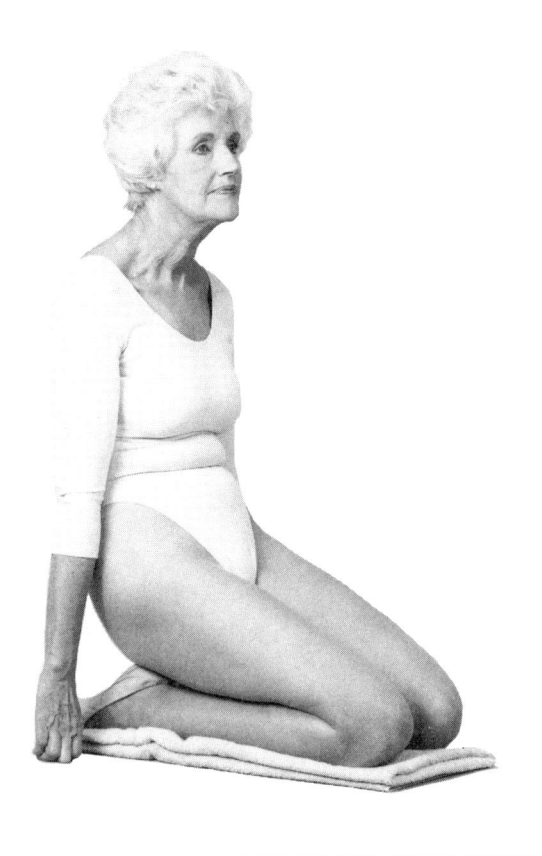

Ausführung

■ Sie knien auf einem Kissen oder einer weichen Unterlage zum Schutz der Beine. Nehmen Sie die Knie zusammen, und setzen Sie sich auf die Fersen. Stützen Sie sich mit den eingerollten Fingerknöcheln neben den Zehen auf dem Boden ab. In dieser Hocke straffen Sie den Po und kippen das Becken. Und dann zählen Sie.

■ Lockern Sie die Pomuskeln, und richten Sie sich mit Hilfe der Fingerknöchel wieder in die aufrecht sitzende Haltung. Dann entspannen Sie.

HINWEIS: Je höher Sie das Becken kippen, desto mehr strecken Sie Ihre Schenkelmuskeln. Dieses Stretching ergänzt die Beckenübungen und verhindert die Entwicklung wulstiger Muskeln. Wenn Ihnen diese Streckung zu schwerfällt, dann üben Sie einstweilen die Knie- und Wadenstreckung von Seite 58, bis Ihnen diese gelingt.

ACHTUNG

- Wölben Sie nicht das Kreuz, und strecken Sie nicht den Bauch heraus.
- Halten Sie den Körper locker.
- Ziehen Sie nicht die Schultern hoch.

Zählen Sie bis									
1.Tag 10	2.Tag 10	3.Tag 15	4.Tag 15	5.Tag	6.Tag	7.Tag	8.Tag	9.Tag	10.Tag
11.Tag	12.Tag	13.Tag	14.Tag	15.Tag	16.Tag	17.Tag	18.Tag	19.Tag	20.Tag
21.Tag	22.Tag	23.Tag	24.Tag	25.Tag	26.Tag	27.Tag	28.Tag	29.Tag	30.Tag

Wirbelsäulenstreckung

Um die strapazierten Muskeln zu lockern

DIESE ÜBUNG
• streckt den ganzen Körper und die Wirbelsäule und die Muskulatur zwischen den Schulterblättern ebenso wie die der Brust, des Pos, der Hüften und Außenschenkel

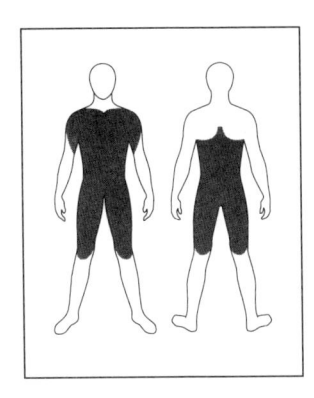

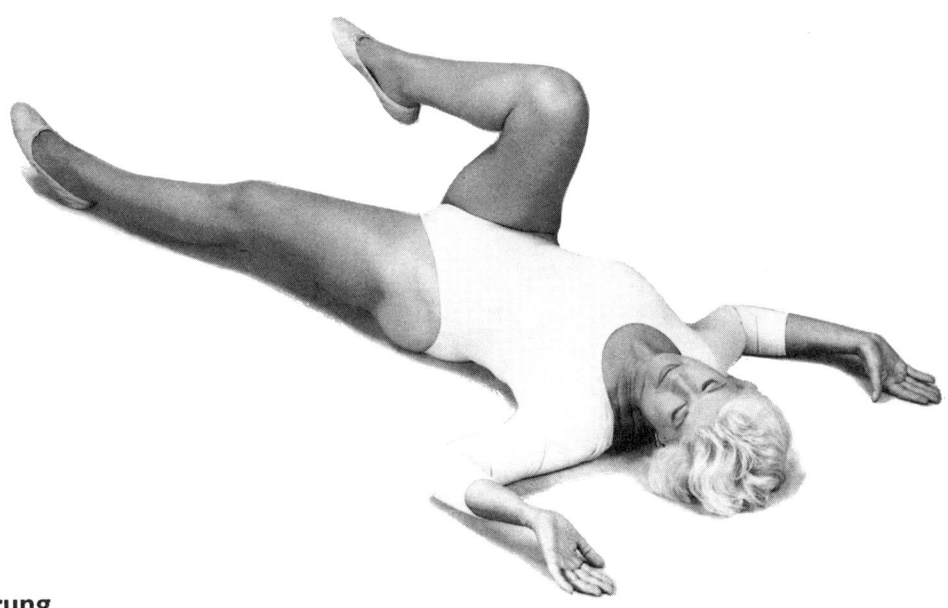

Ausführung

■ Sie liegen auf dem Boden, die Knie sind gebeugt und die Füße in Hüftbreite flach aufgesetzt. Strecken Sie die Arme in Schulterhöhe aus, und beugen Sie die Ellbogen im rechten Winkel, so daß die Handrücken auf dem Boden ruhen.

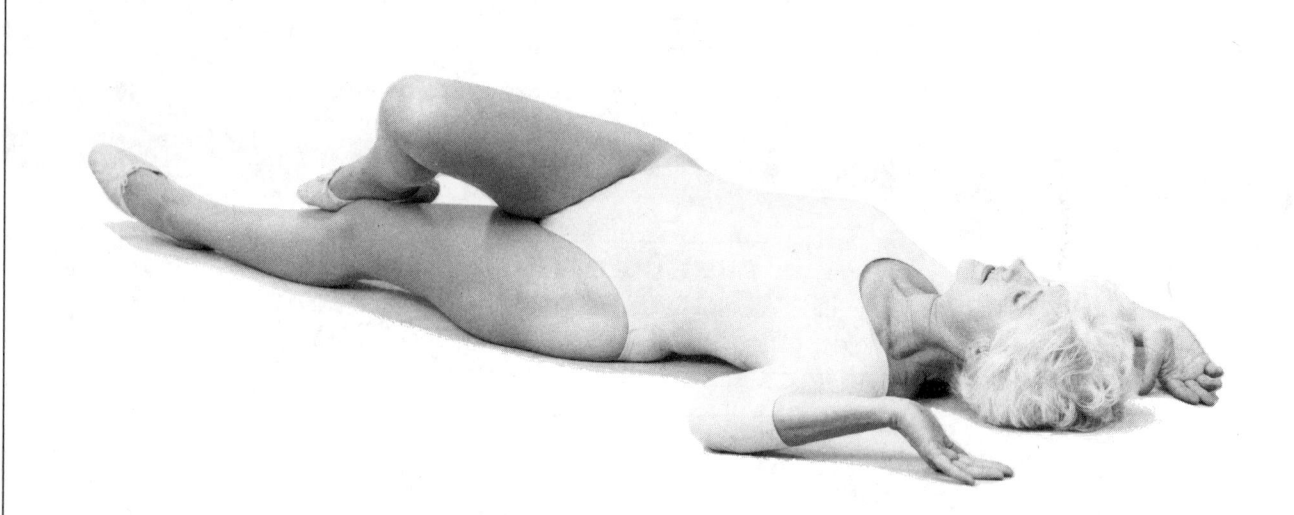

■ Ziehen Sie das rechte Knie zur Brust. Lassen Sie den linken Fuß vorwärts gleiten, bis das ganze Bein am Boden liegt. Das gebeugte rechte Knie führen Sie nun so weit Sie können nach links, so daß der rechte Fuß irgendwo auf dem linken Bein liegt – nur nicht direkt auf der Kniescheibe! Das rechte Bein halten Sie ganz locker und warten ab – die Schwerkraft wird das Knie nahe zum Boden ziehen. Schultern und Ellbogen halten unterdessen Bodenkontakt. Und dann zählen Sie…
■ Um die Position aufzulösen, führen Sie das rechte Knie gebeugt wieder zur Brust und setzen den Fuß dann zu Boden. Danach bringen Sie das linke Bein zur Brust und wiederholen die Übung auf der anderen Seite.

HINWEIS: Wenn Ihre Muskeln hinreichend gestreckt sind, zählen Sie bis 10 und bewegen dann dreifach verlangsamt das gebeugte Knie 15mal um 2 Millimeter zum Boden und wieder zurück. Wie Lucy werden Sie anfangs wohl Mühe haben, die Handrücken flach aufzulegen.

ACHTUNG

■ Heben Sie nicht die Schultern vom Boden.
■ Und auch nicht die Ellbogen.
■ Wenden Sie den Kopf nicht zur Seite.
■ Das gebeugte Knie nicht ruckartig bewegen.
■ Forcieren Sie die Streckung nicht.

Zählen Sie auf jeder Seite bis									
1.Tag 25	2.Tag 25	3.Tag 25	4.Tag 25	5.Tag	6.Tag	7.Tag	8.Tag	9.Tag	10.Tag
11.Tag	12.Tag	13.Tag	14.Tag	15.Tag	16.Tag	17.Tag	18.Tag	19.Tag	20.Tag
21.Tag	22.Tag	23.Tag	24.Tag	25.Tag	26.Tag	27.Tag	28.Tag	29.Tag	30.Tag

Phase 2

5. – 9. Tag

Das Muskelziehen der ersten Tage wird jetzt wohl verschwunden sein, denn Ihr Körper beginnt sich darauf einzustellen, auf welche Weise und zu welchem Ziel die Muskeln arbeiten sollen.

Beim Übergang in diese nächste Phase müssen Sie sich stark konzentrieren. Nachdem Ihnen die Übungen besser vertraut sind, wird Ihnen auch die Notwendigkeit der Entspannung deutlicher werden. Sie sollten sich bei jeder Bewegung vorstellen, Ihr Körper schmelze dahin wie Butter in der Sonne. Sie werden sehen: Sie können sich entspannen und merken es genau, wenn Sie nicht entspannt sind. Jetzt setzt allmählich Ihre Körperbeherrschung ein, und es liegt an Ihnen, es richtig zu machen. Wenn Sie sich ständig daran erinnern, werden Sie sich mehr und mehr entspannen und deshalb imstande sein, mehr Wiederholungen mit weniger Atempausen zu schaffen.

In einem Bereich mag das nicht zutreffen: beim Bauch. Wenn Sie die Bauchmuskulatur Tag für Tag tiefer durcharbeiten, kann es durchaus passieren, daß Sie weniger Wiederholungen bewältigen als tags zuvor. Das ist natürlich. Machen Sie eine Verschnaufpause, bleiben Sie beharrlich, und Sie erreichen wieder das vorherige Level – und gelangen darüber hinaus.

Am Ende dieser Phase werden Sie zu spüren beginnen, wie tief Ihre Muskeln arbeiten, sich straffen und anziehen. Bleiben Sie dabei. Im Spiegel sehen Sie dann sehr bald den Unterschied.

Zum Aufwärmen

Unterarmstraffung

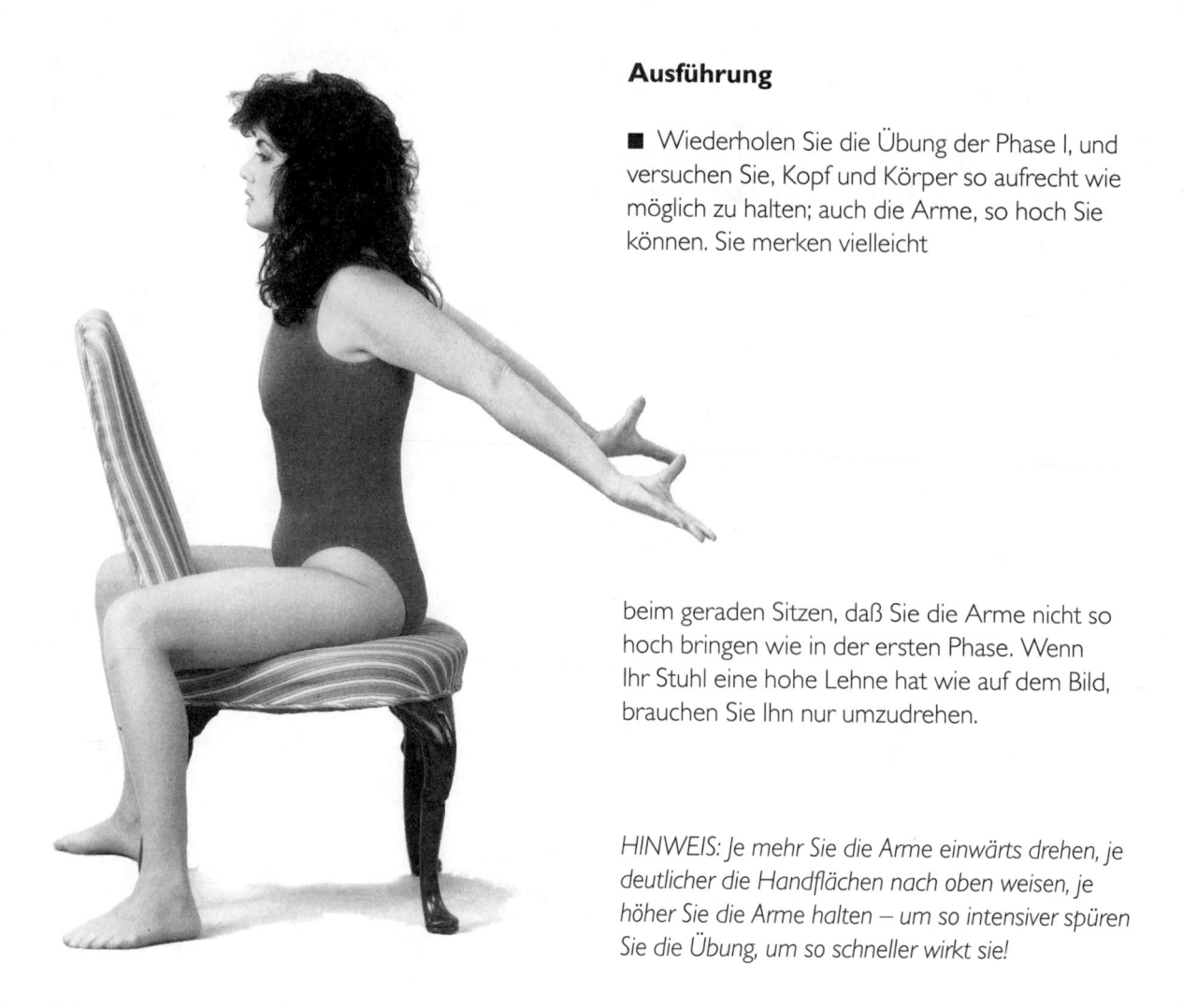

Ausführung

- Wiederholen Sie die Übung der Phase I, und versuchen Sie, Kopf und Körper so aufrecht wie möglich zu halten; auch die Arme, so hoch Sie können. Sie merken vielleicht

beim geraden Sitzen, daß Sie die Arme nicht so hoch bringen wie in der ersten Phase. Wenn Ihr Stuhl eine hohe Lehne hat wie auf dem Bild, brauchen Sie Ihn nur umzudrehen.

HINWEIS: Je mehr Sie die Arme einwärts drehen, je deutlicher die Handflächen nach oben weisen, je höher Sie die Arme halten – um so intensiver spüren Sie die Übung, um so schneller wirkt sie!

ACHTUNG

- Ruckeln Sie die Arme nicht vor und zurück.
- Machen Sie keinen Buckel, strecken Sie den Bauch nicht heraus.
- Blockieren Sie die Ellbogen nicht.
- Verspannen Sie nicht Ihre Schultern.

Wiederholungen										
1.Tag	2.Tag	3.Tag	4.Tag	5.Tag 30	6.Tag 40	7.Tag 50	8.Tag 60	9.Tag 75	10.Tag	
11.Tag	12.Tag	13.Tag	14.Tag	15.Tag	16.Tag	17.Tag	18.Tag	19.Tag	20.Tag	
21.Tag	22.Tag	23.Tag	24.Tag	25.Tag	26.Tag	27.Tag	28.Tag	29.Tag	30.Tag	

Hüftstreckung

Ausführung

■ Stellen Sie sich an Ihre Stütze (ein Tisch, eine Stuhllehne oder eine Kommode tun es auch), halten Sie die Beine hüftbreit auseinander und die Knie locker gebeugt. Legen Sie die linke Hand oder den Arm auf die Stütze. Mit aufrechtem Rückgrat strecken Sie langsam den rechten Arm in die Höhe. Die Handflächen zeigen nach innen, der Arm soll am Ohr liegen. So gereckt straffen Sie nun die Pobacken und kippen Ihr Becken ein. Dann beugen Sie sich hinüber zur linken Seite und vervollständigen die Übung wie in Phase I. Gehen Sie tief in die Knie, wenn Sie sich aus der Position lösen. Und üben Sie das auf beiden Seiten.

HINWEIS: Anfangs müssen Sie diese Übung vielleicht ein wenig vornüber geneigt ausführen und bringen den erhobenen Arm nicht so gerade und dicht am Ohr nach oben. Aber sobald Sie ein bißchen kräftiger sind, können Sie den Rumpf weiter zur Seite neigen und spüren die Streckung dann nicht mehr in der Taille, sondern von der Hüfte bis in die Hand.

ACHTUNG

- Wippen Sie nicht.
- Verspannen Sie Schultern und Nacken nicht.
- Nicht den Rücken wölben, nicht den Bauch herausstrecken.
- Die Knie nicht blockieren.

Wiederholungen nach beiden Seiten									
1.Tag	2.Tag	3.Tag	4.Tag	5.Tag 30	6.Tag 40	7.Tag 50	8.Tag 60	9.Tag 75	10.Tag
11.Tag	12.Tag	13.Tag	14.Tag	15.Tag	16.Tag	17.Tag	18.Tag	19.Tag	20.Tag
21.Tag	22.Tag	23.Tag	24.Tag	25.Tag	26.Tag	27.Tag	28.Tag	29.Tag	30.Tag

Nackenlockerung I

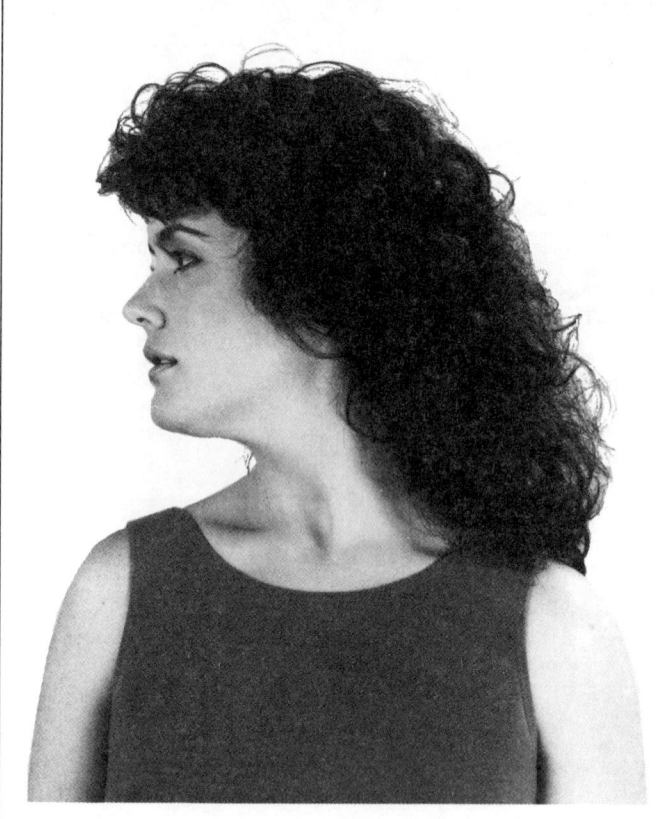

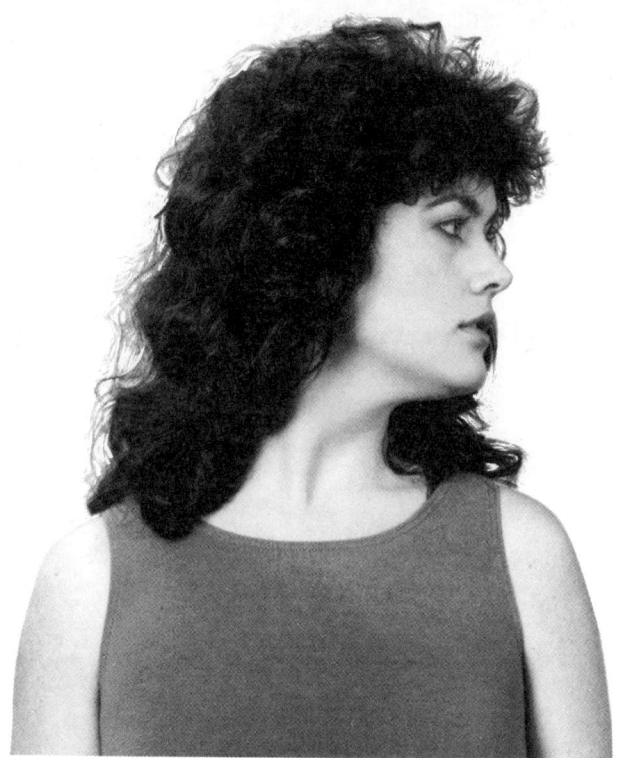

Ausführung
- Ebenso wie in Phase I, doch nun im Stehen mit gebeugten Knien.

HINWEIS: Wenn Ihr Körper gelernt hat, sich zu entspannen, können Sie diese Bewegungen noch fließender ausführen.

ACHTUNG

- Drehen Sie weder Körper noch Schultern.
- Blockieren Sie die Knie nicht.
- Nacken und Schultern nicht anspannen.
- Strecken Sie weder Bauch noch Po heraus.

Wiederholungen nach beiden Seiten									
1.Tag	2.Tag	3.Tag	4.Tag	5.Tag 5	6.Tag 5	7.Tag 5	8.Tag 5	9.Tag 5	10.Tag
11.Tag	12.Tag	13.Tag	14.Tag	15.Tag	16.Tag	17.Tag	18.Tag	19.Tag	20.Tag
21.Tag	22.Tag	23.Tag	24.Tag	25.Tag	26.Tag	27.Tag	28.Tag	29.Tag	30.Tag

Nackenlockerung 2

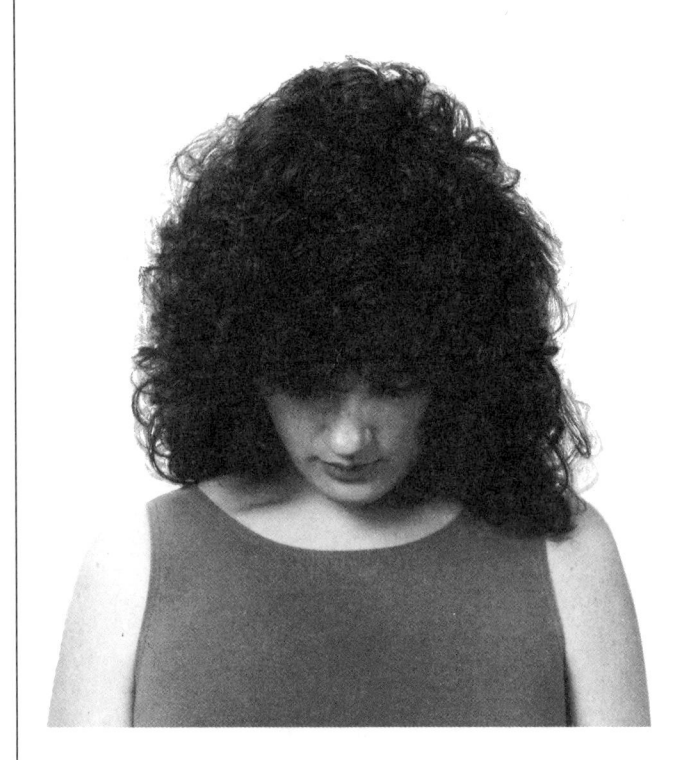

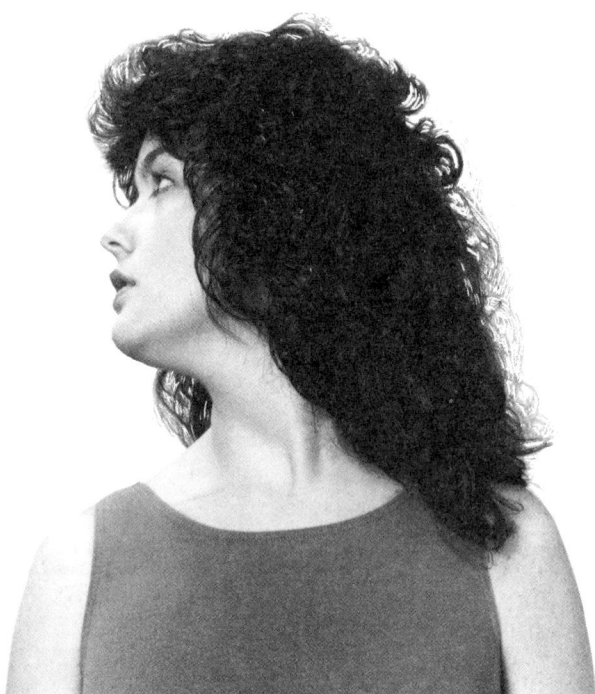

Ausführung
- Sie wiederholen die Übung der Phase I, doch im Stehen mit locker gebeugten Knien. Sobald die Muskeln sich entspannen und dehnen, werden Sie merken, daß Sie ohne Anspannung der Schultern auch den Nacken weiter strecken können.

ACHTUNG

- Vermeiden Sie harte, abrupte Bewegungen.
- Ziehen Sie die Schultern nicht hoch.
- Verkrampfen Sie die Kinnlade nicht.
- Strecken Sie weder Po noch Bauch heraus.

Wiederholungen nach beiden Seiten									
1.Tag	2.Tag	3.Tag	4.Tag	5.Tag 5	6.Tag 5	7.Tag 5	8.Tag 5	9.Tag 5	10.Tag
11.Tag	12.Tag	13.Tag	14.Tag	15.Tag	16.Tag	17.Tag	18.Tag	19.Tag	20.Tag
21.Tag	22.Tag	23.Tag	24.Tag	25.Tag	26.Tag	27.Tag	28.Tag	29.Tag	30.Tag

Der Bauch

Kniebogen

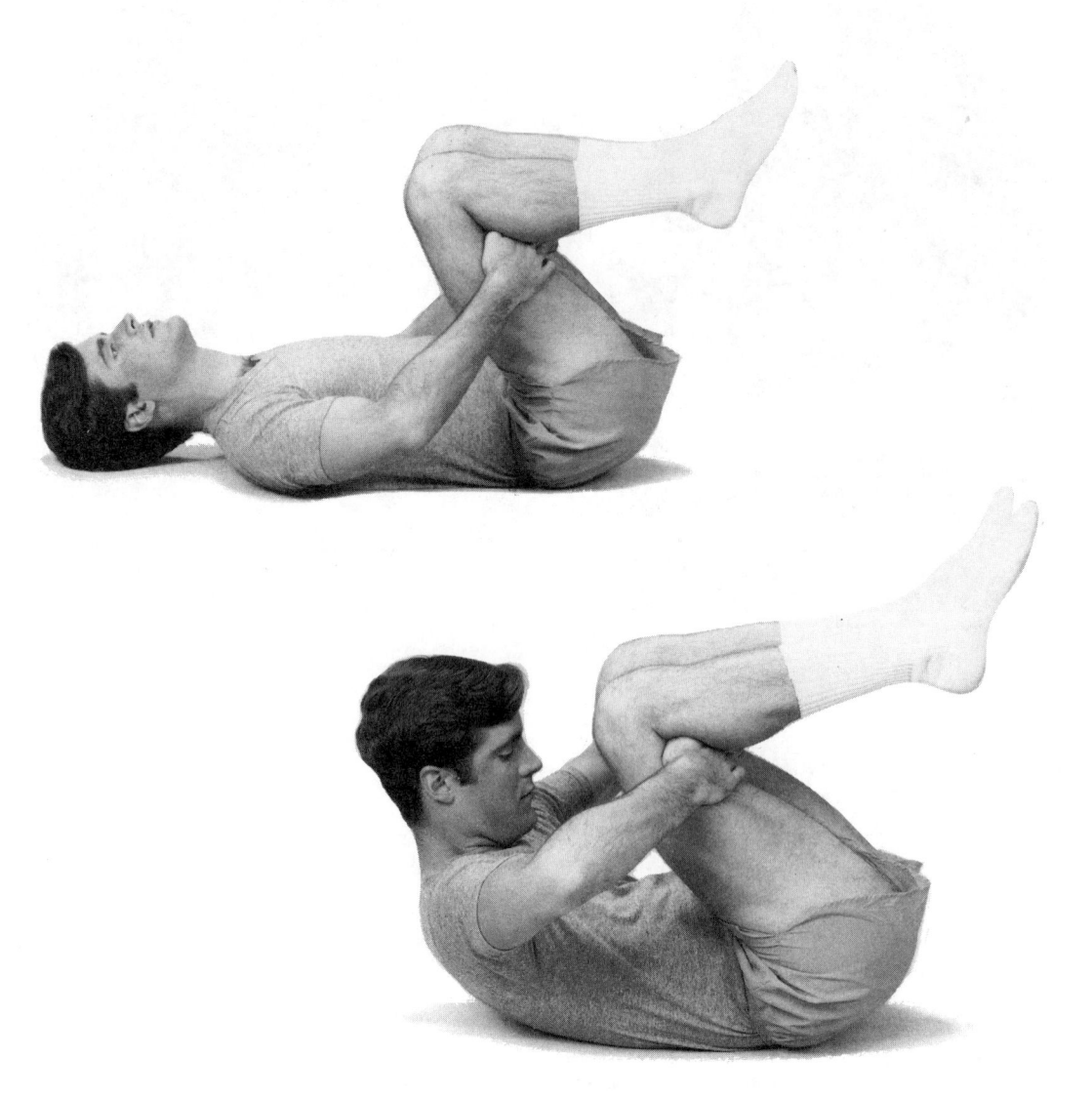

Ausführung

■ Sie wiederholen die Übung von Phase I, doch diesmal falten Sie die Hände nicht hinter dem Nacken, sondern Sie umfassen die Schenkel. Daran halten Sie fest und runden sich dreifach verlangsamt mit Kopf und Schultern sanft vom Boden empor und rollen den Oberkörper ein, bis die Nase zur Brust zeigt. Dann fahren Sie fort wie in Phase I.

ACHTUNG

- Schaukeln Sie nicht mit dem ganzen Körper hin und her.
- Verkrampfen Sie nicht die Pomuskeln.
- Ruckeln Sie nicht mit dem Kopf, strecken Sie ihn nicht zur Decke.
- Die Bauchmuskeln nicht einziehen.
- Den Atem niemals anhalten.
- Niemals den Kopf zuerst anheben.

Wiederholungen									
1.Tag	2.Tag	3.Tag	4.Tag	5.Tag 30	6.Tag 40	7.Tag 50	8.Tag 60	9.Tag 70	10.Tag
11.Tag	12.Tag	13.Tag	14.Tag	15.Tag	16.Tag	17.Tag	18.Tag	19.Tag	20.Tag
21.Tag	22.Tag	23.Tag	24.Tag	25.Tag	26.Tag	27.Tag	28.Tag	29.Tag	30.Tag

Hebungen mit einem Bein

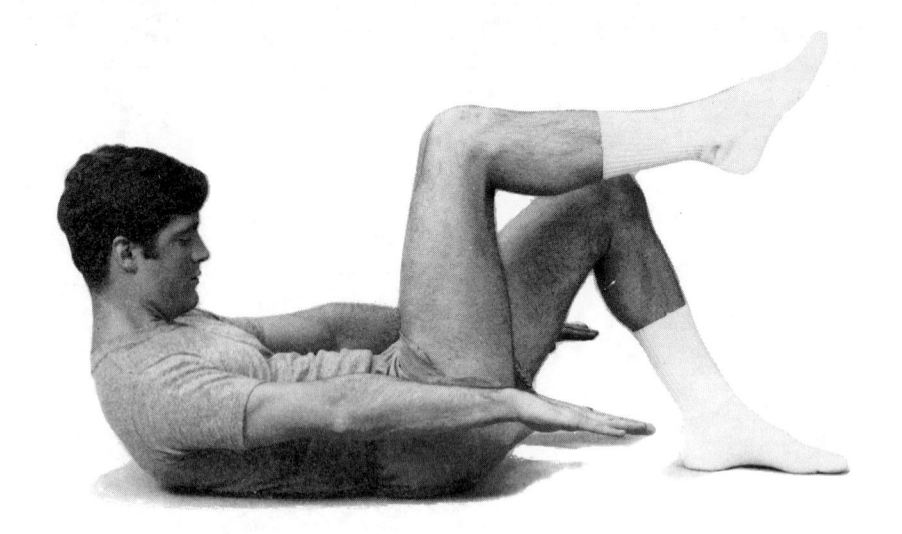

Ausführung

■ Genau wie in Phase I, aber diesmal lassen Sie das Bein los und strecken die Arme neben den Beinen gerade nach vorn. Dann bewegen Sie den Oberkörper um 2 bis 6 Millimeter vor und zurück. Rechts wie links üben.

HINWEIS: *Wenn Sie diese Übung im Rücken spüren, senken Sie den Rumpf ein paar Millimeter nach hinten. Hält die Anstrengung an, dann noch ein bißchen mehr – bis Sie nichts mehr spüren.*

ACHTUNG

- Spannen Sie Zehen, Knie und Beine nicht an.
- Bringen Sie das senkrecht erhobene Bein nicht zum Kopf, sondern runden Sie den Körper zum Bein hin.
- Schaukeln Sie den Körper nicht hin und her.
- Zucken Sie nicht mit dem Kopf.
- Öffnen Sie den Körper nicht zur Decke.
- Strengen Sie nicht den Bauch an.
- Spannen Sie nicht gewaltsam den Po.
- Bewegen Sie Hände und Arme um keinen Millimeter.

Wiederholungen nach beiden Seiten									
1.Tag	2.Tag	3.Tag	4.Tag	5.Tag 40	6.Tag 40	7.Tag 50	8.Tag 60	9.Tag 70	10.Tag
11.Tag	12.Tag	13.Tag	14.Tag	15.Tag	16.Tag	17.Tag	18.Tag	19.Tag	20.Tag
21.Tag	22.Tag	23.Tag	24.Tag	25.Tag	26.Tag	27.Tag	28.Tag	29.Tag	30.Tag

Hebungen mit beiden Beinen

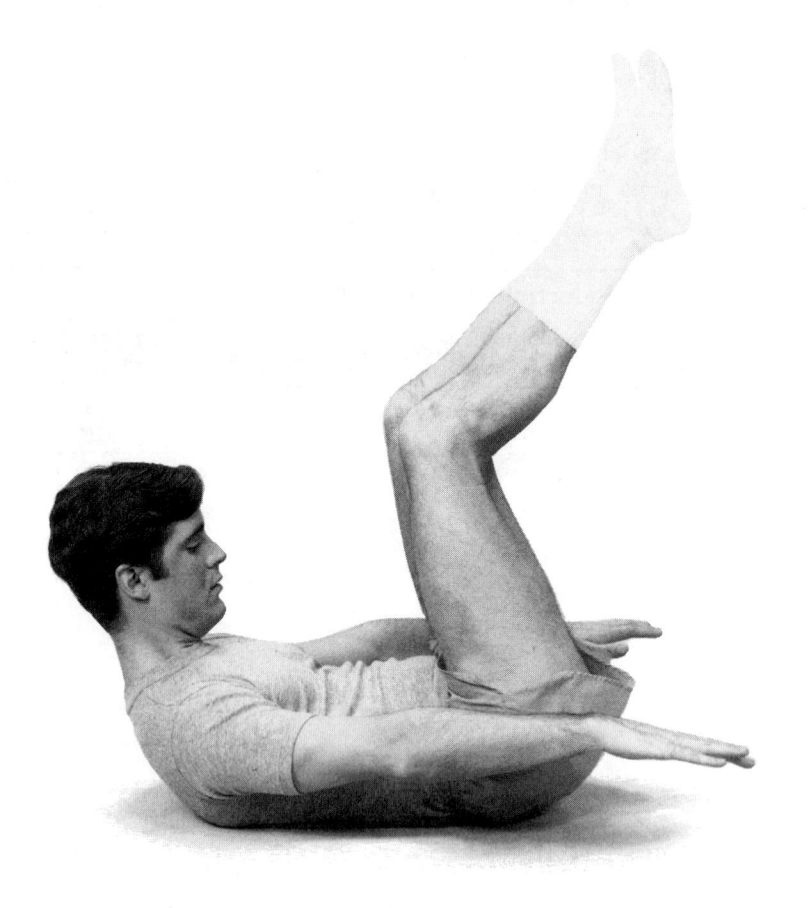

Ausführung

■ Wiederholen Sie die Übung der Phase I, aber diesmal heben Sie die Beine an, nachdem Sie sie zur Brust geführt haben, und strecken sie so weit Sie können – doch ohne sich zu übernehmen! Sobald Sie ganz rund sind, lösen Sie die Hände und strecken die Arme zu beiden Seiten einige Zentimeter über dem Boden gerade aus, und zwar mit den Handflächen nach unten. Dann fahren Sie fort wie in Phase I.

HINWEIS: Beide Beinübungen haben den weiteren Vorzug, daß sie zugleich die Kniesehnen strecken. Bei vielen Menschen ist dieser Strang sehr verspannt: Forcieren Sie die Streckung also auf keinen Fall, haben Sie Geduld! Ihre Muskeln wissen am besten, was für sie gut ist, und entwickeln sich nach ihrem eigenen Fahrplan.

ACHTUNG

- Heben Sie die Beine erst, nachdem die Knie gebeugt sind.
- Verkrampfen Sie Beine, Knie und Zehen nicht.
- Zucken Sie nicht mit dem Nacken.
- Verziehen Sie Nacken oder Schultern nicht.
- Schaukeln Sie nicht den Körper hin und her.

Wiederholungen									
1.Tag	2.Tag	3.Tag	4.Tag	5.Tag 30	6.Tag 40	7.Tag 50	8.Tag 60	9.Tag 70	10.Tag
11.Tag	12.Tag	13.Tag	14.Tag	15.Tag	16.Tag	17.Tag	18.Tag	19.Tag	20.Tag
21.Tag	22.Tag	23.Tag	24.Tag	25.Tag	26.Tag	27.Tag	28.Tag	29.Tag	30.Tag

Seitenbeugung

Ausführung

- Ebenso wie in Phase I.

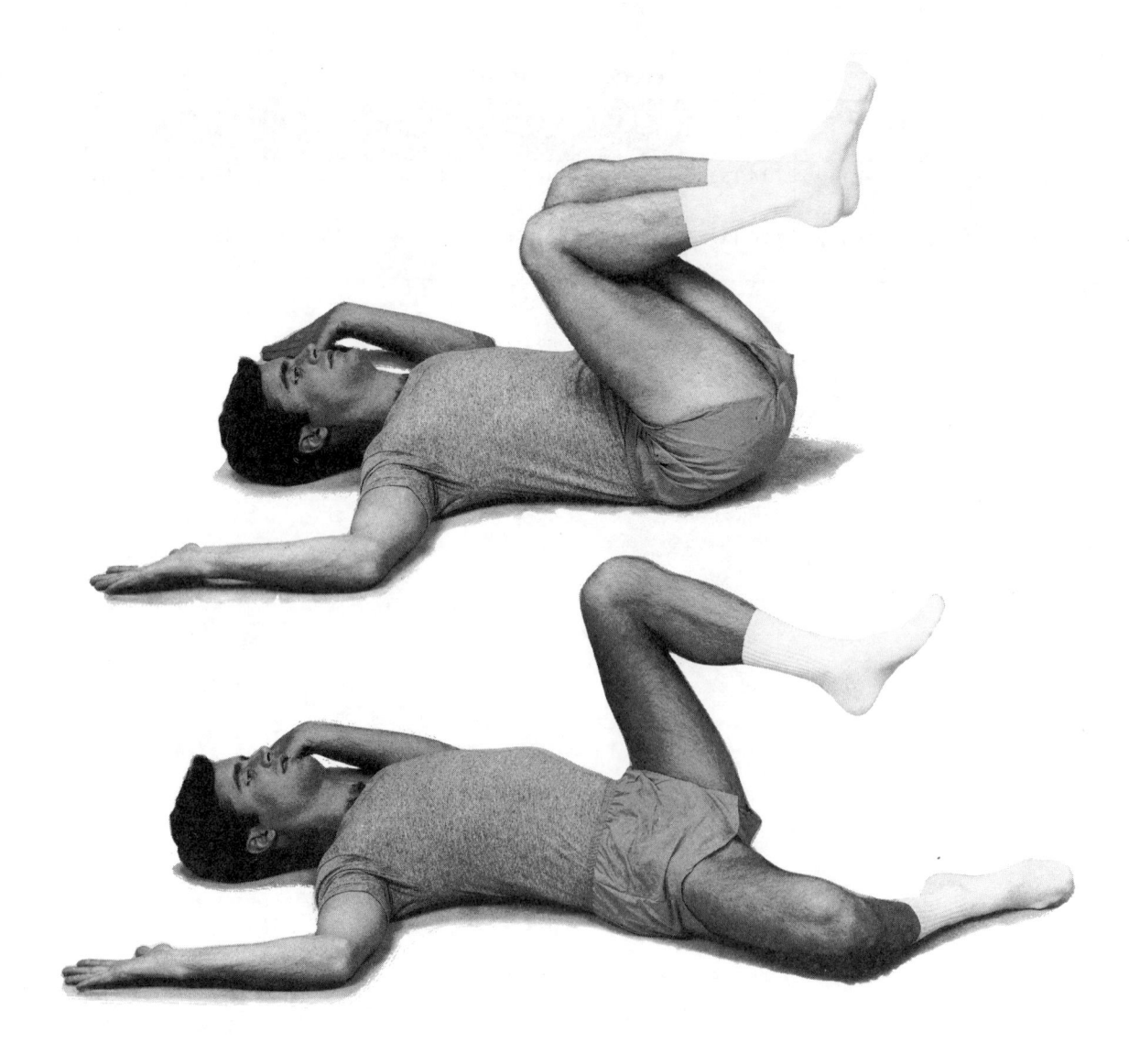

HINWEIS: Bei dieser Übung nimmt die Entspannung Ihres Körpers täglich zu. Nehmen Sie diese Gelegenheit wahr, Ihre Gedanken zu klären und auf schöne, positive und angenehme Dinge zu richten. Versetzen Sie sich im Geist an Plätze, die Sie lieben – eine einsame Insel, einen strahlenden Berggipfel, wie es Ihnen gefällt. Genießen Sie die Entspannung!

ACHTUNG

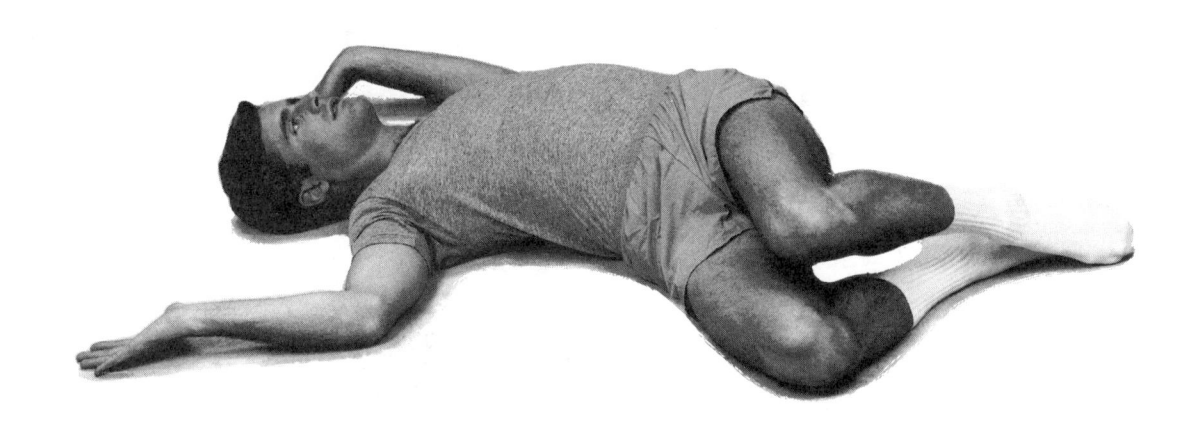

- Den Körper nicht verspannen, noch ruckartig bewegen.
- Keine Hast bei diesem Stretching.

Zählen Sie auf jeder Seite bis									
1.Tag	2.Tag	3.Tag	4.Tag	5.Tag 60	6.Tag 60	7.Tag 60	8.Tag 60	9.Tag 60	10.Tag
11.Tag	12.Tag	13.Tag	14.Tag	15.Tag	16.Tag	17.Tag	18.Tag	19.Tag	20.Tag
21.Tag	22.Tag	23.Tag	24.Tag	25.Tag	26.Tag	27.Tag	28.Tag	29.Tag	30.Tag

Nackenbeuge I

Ausführung

- Ebenso wie in Phase I.

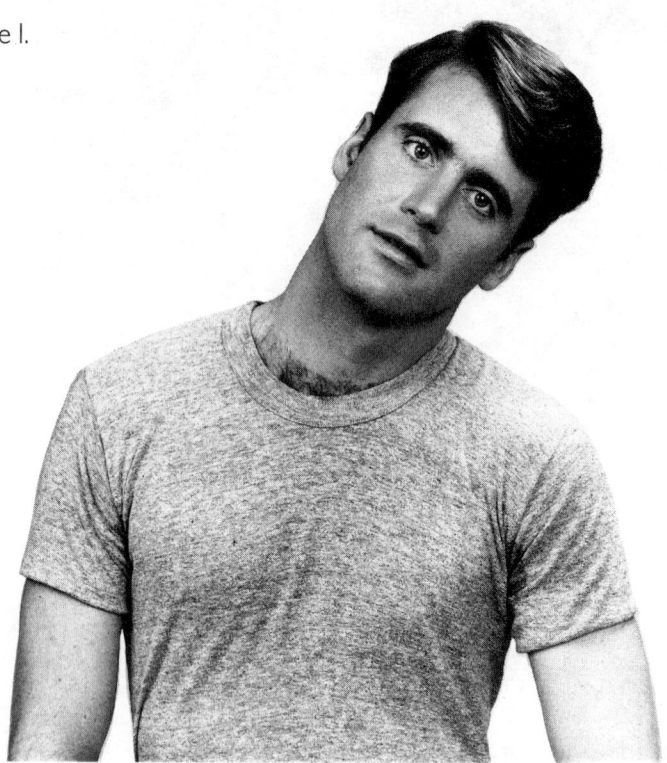

ACHTUNG

- Ziehen Sie die Schultern weder hoch noch an.
- Machen Sie keine ruckartigen Bewegungen.

Wiederholungen nach beiden Seiten									
1.Tag	2.Tag	3.Tag	4.Tag	5.Tag	6.Tag	7.Tag	8.Tag	9.Tag	10.Tag
11.Tag	12.Tag	13.Tag	14.Tag	15.Tag	16.Tag	17.Tag	18.Tag	19.Tag	20.Tag
21.Tag	22.Tag	23.Tag	24.Tag	25.Tag	26.Tag	27.Tag	28.Tag	29.Tag	30.Tag

Nackenbeuge 2

Ausführung

■ Wiederholen Sie die Übungen der ersten Phase (S. 49).

HINWEIS: Je entspannter Ihre Schultern sind, desto intensiver wird die Streckung. Wenn Sie die Muskeln immer weiter dehnen, lösen Sie die Verkrampfung und Spannung und erhalten eine freiere Beweglichkeit.

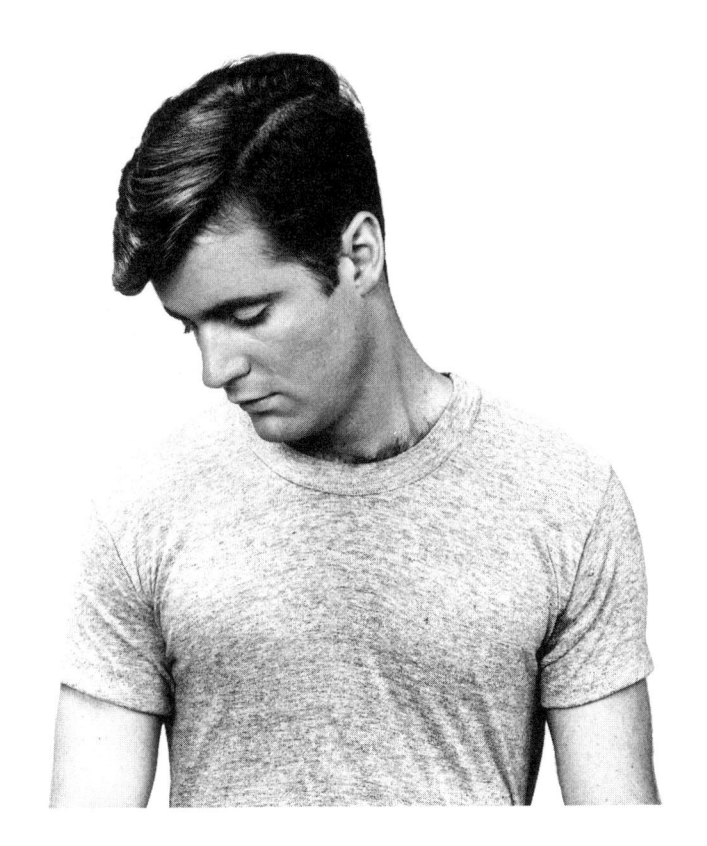

ACHTUNG

■ Drücken Sie den Kopf nicht hinunter.
■ Spannen Sie die Schultern nicht an.

Wiederholungen nach beiden Seiten									
1.Tag	2.Tag	3.Tag	4.Tag	5.Tag	6.Tag	7.Tag	8.Tag	9.Tag	10.Tag
11.Tag	12.Tag	13.Tag	14.Tag	15.Tag	16.Tag	17.Tag	18.Tag	19.Tag	20.Tag
21.Tag	22.Tag	23.Tag	24.Tag	25.Tag	26.Tag	27.Tag	28.Tag	29.Tag	30.Tag

Beine und Innenschenkel

Beugen und Kippen

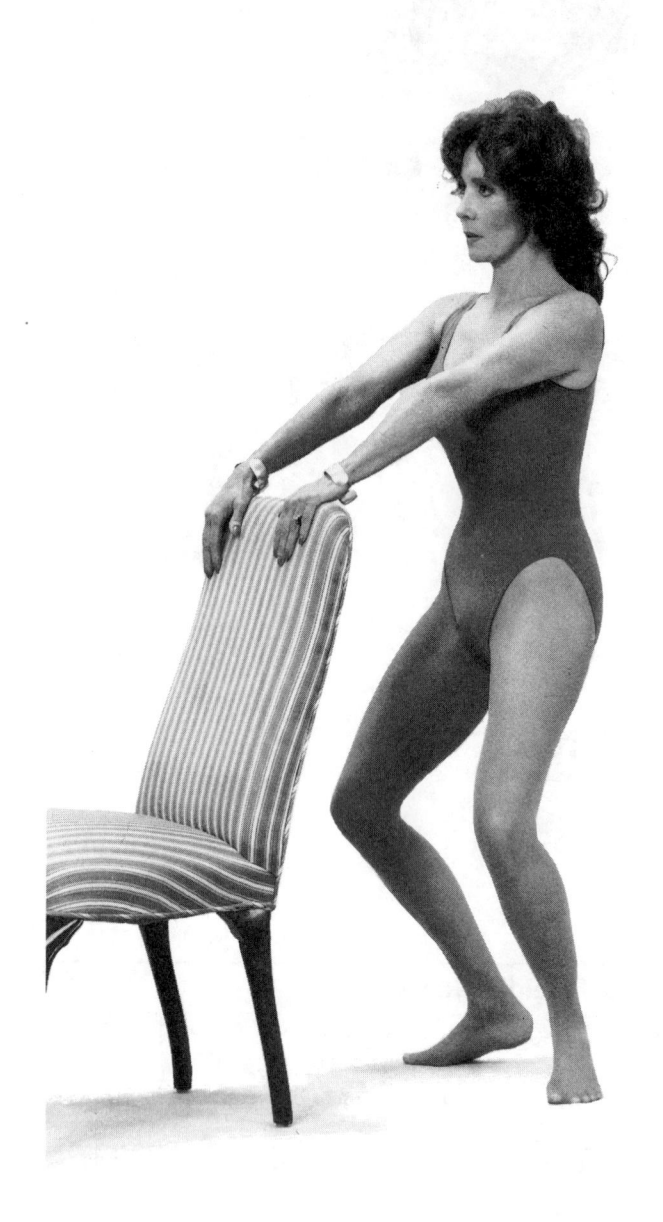

Ausführung

■ Wie in Phase I, aber diesmal heben Sie die Fersen um 5 Zentimeter an und stehen mit leicht gegrätschten Beinen und zur Balance nach außen gekehrten Füßen. Außerdem gehen Sie nicht in zwei Etappen, sondern in drei Etappen nach unten und wieder hoch. Das ist dann eine Folge.

HINWEIS: Inzwischen sollten Sie Ihr Becken schon höher kippen können. Bei nur wenigen Millimetern mehr spüren Sie einen unglaublichen Unterschied. Versuchen Sie, den Körper ganz senkrecht zu halten, wenn Sie sich absenken. Sobald Sie jedoch das Becken vom Schambein zum Nabel abkippen, wird der Rücken oben rund. Das soll so sein, denn jetzt straffen Sie nicht nur Ihre Beine und Innenschenkel, sondern Sie können auch das angenehme, die Spannung lösende Stretching der Wirbelsäule spüren.

ACHTUNG

- Po und Beine nicht herausstrecken.
- Den Po nur bis in Kniehöhe senken.
- Die Fersen anheben.
- Die Schultern nicht verkrampfen.

Wiederholungen									
1.Tag	2.Tag	3.Tag	4.Tag	5.Tag 3	6.Tag 4	7.Tag 4	8.Tag 5	9.Tag 5	10.Tag
11.Tag	12.Tag	13.Tag	14.Tag	15.Tag	16.Tag	17.Tag	18.Tag	19.Tag	20.Tag
21.Tag	22.Tag	23.Tag	24.Tag	25.Tag	26.Tag	27.Tag	28.Tag	29.Tag	30.Tag

Balance

Ausführung

■ Wie in Phase I, doch heben Sie diesmal die Fersen um 5 Zentimeter an und halten dabei die Beine auseinander und die Füße zur Balance leicht ausgewinkelt. In dreifach verlangsamter Bewegung senken Sie den Körper 5 Zentimeter ab und heben sich dann wieder in die Ausgangsposition. Die Knie bleiben dabei gebeugt, die Fersen angehoben.

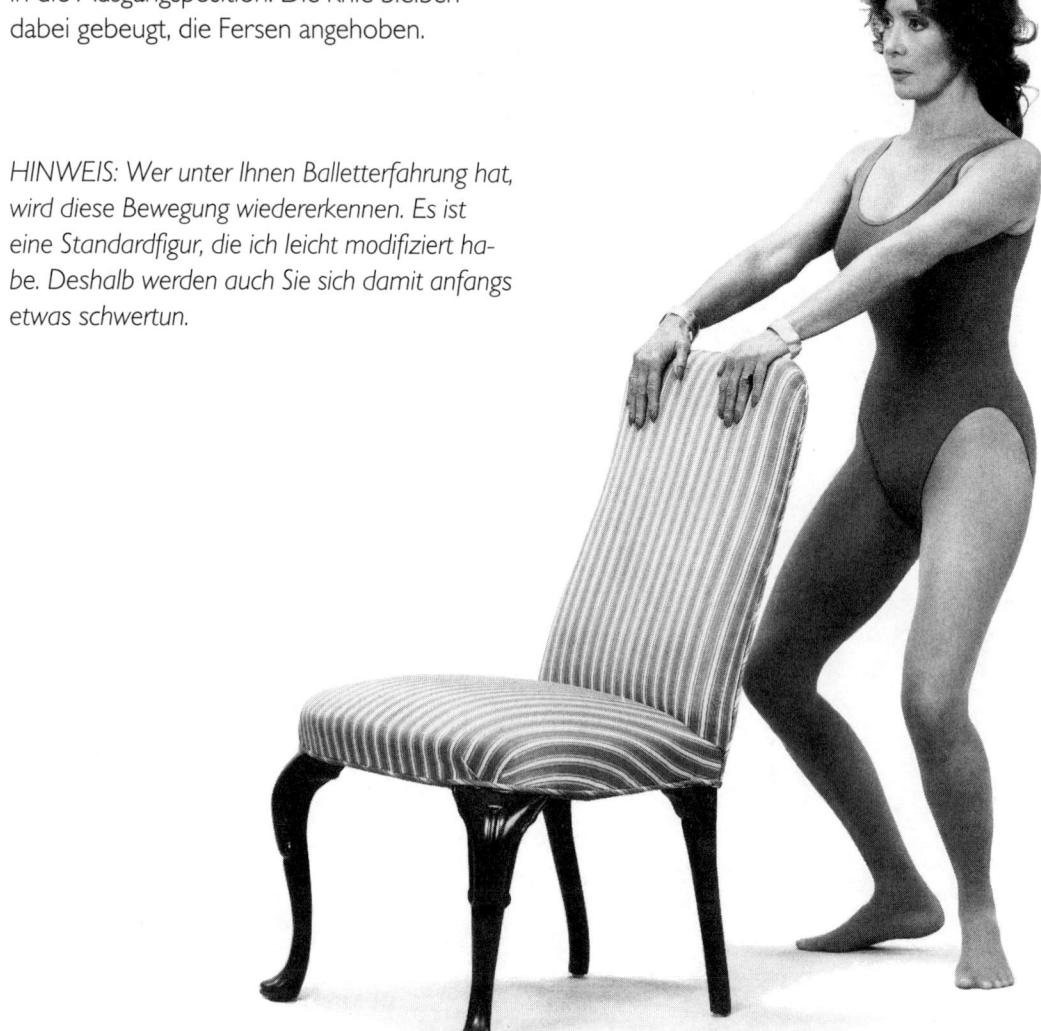

HINWEIS: Wer unter Ihnen Balletterfahrung hat, wird diese Bewegung wiedererkennen. Es ist eine Standardfigur, die ich leicht modifiziert habe. Deshalb werden auch Sie sich damit anfangs etwas schwertun.

ACHTUNG

- Strecken Sie Po und Bauch nicht heraus.
- Die Fersen beim Senken und Heben nicht aufsetzen.
- Die Schultern nicht anspannen.

Wiederholungen									
1.Tag	2.Tag	3.Tag	4.Tag	5.Tag 5	6.Tag 7	7.Tag 9	8.Tag 10	9.Tag 10	10.Tag
11.Tag	12.Tag	13.Tag	14.Tag	15.Tag	16.Tag	17.Tag	18.Tag	19.Tag	20.Tag
21.Tag	22.Tag	23.Tag	24.Tag	25.Tag	26.Tag	27.Tag	28.Tag	29.Tag	30.Tag

Kniedehnung

Ausführung

■ Wie in Phase I, doch versuchen Sie diesmal, das Knie des erhobenen Beins zu strecken. Und wenn es geht, legen Sie das Bein auf eine höhere Stütze oder rücken Ihr Standbein ein wenig weiter zurück. Vergessen Sie nicht, für ein besseres Stretching die Ellbogen zwischen den Schulterblättern auswärts zu kehren. Zum Abschluß wird das erhobene Bein gebeugt und sanft abgesetzt. Rechts wie links üben.

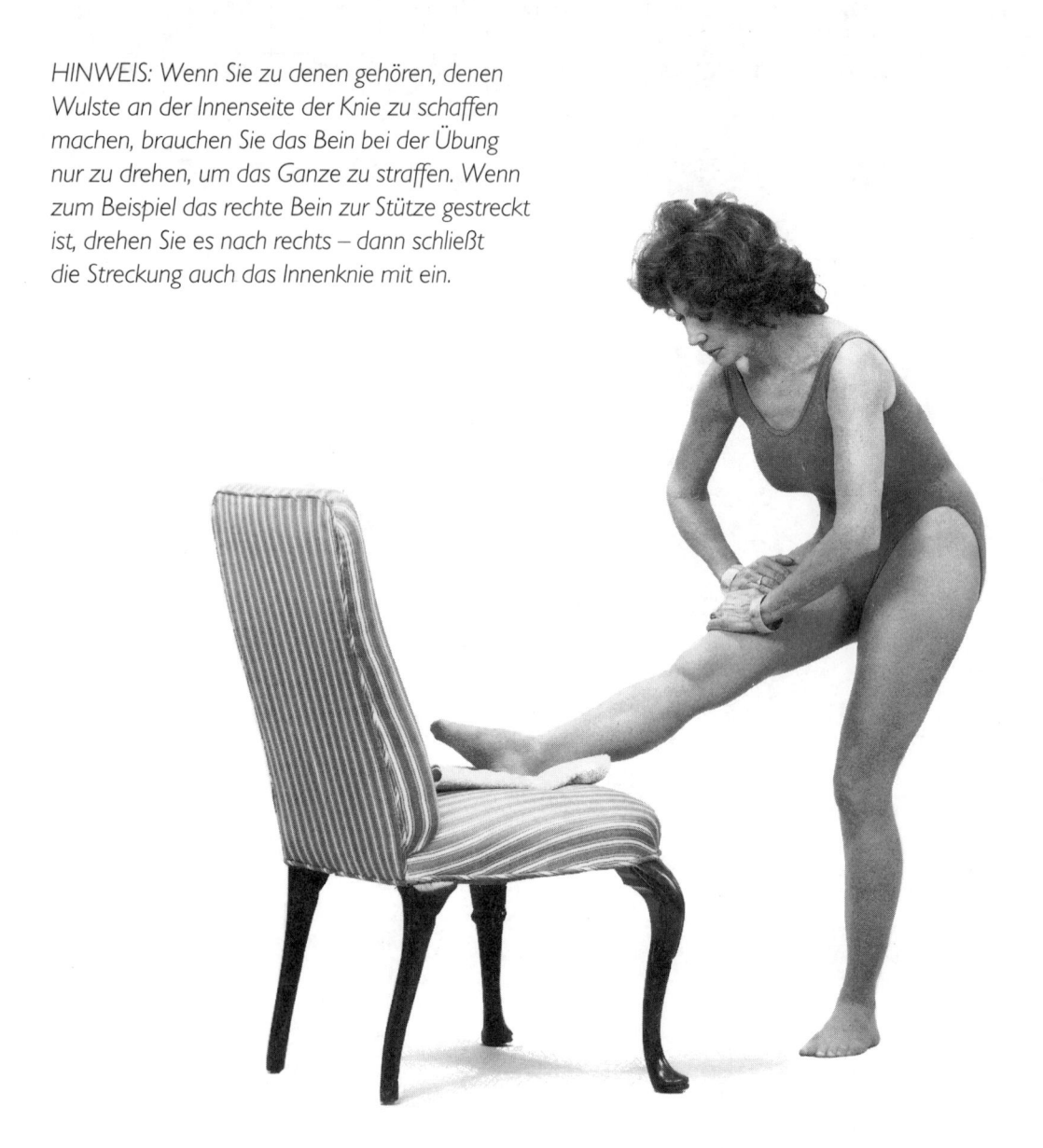

HINWEIS: Wenn Sie zu denen gehören, denen Wulste an der Innenseite der Knie zu schaffen machen, brauchen Sie das Bein bei der Übung nur zu drehen, um das Ganze zu straffen. Wenn zum Beispiel das rechte Bein zur Stütze gestreckt ist, drehen Sie es nach rechts – dann schließt die Streckung auch das Innenknie mit ein.

ACHTUNG

- Blockieren Sie keines der beiden Knie.
- Legen Sie die Hände nicht auf das Knie.
- Wippen Sie nicht mit Nacken oder Rumpf.
- Forcieren Sie die Beinstreckung nicht, indem Sie etwa mit den Händen auf Knie oder Bein drücken.
- Nacken und Schultern locker halten.

	Wiederholungen nach beiden Seiten
1.Tag	2.Tag	3.Tag	4.Tag	5.Tag 25	6.Tag 30	7.Tag 35	8.Tag 40	9.Tag 40	10.Tag
11.Tag	12.Tag	13.Tag	14.Tag	15.Tag	16.Tag	17.Tag	18.Tag	19.Tag	20.Tag
21.Tag	22.Tag	23.Tag	24.Tag	25.Tag	26.Tag	27.Tag	28.Tag	29.Tag	30.Tag

Knie- und Wadenstreckung

Ausführung

■ Wie in Phase I, aber Sie greifen zur Wade statt zum Schenkel und strecken die Ellbogen für das Stretching zwischen den Schulterblättern noch weiter zur Seite. Versuchen Sie, das Bein ganz gerade zu strecken. Und zählen Sie vor den Wiederholungen erst bis 30! Rechts wie links üben.

HINWEIS: Nach einiger Übung können Sie die Ellbogen immer weiter zur Seite strecken und die Beine immer näher zum Kinn bringen. Doch üben Sie sich auch in Geduld – erzwingen Sie nichts!

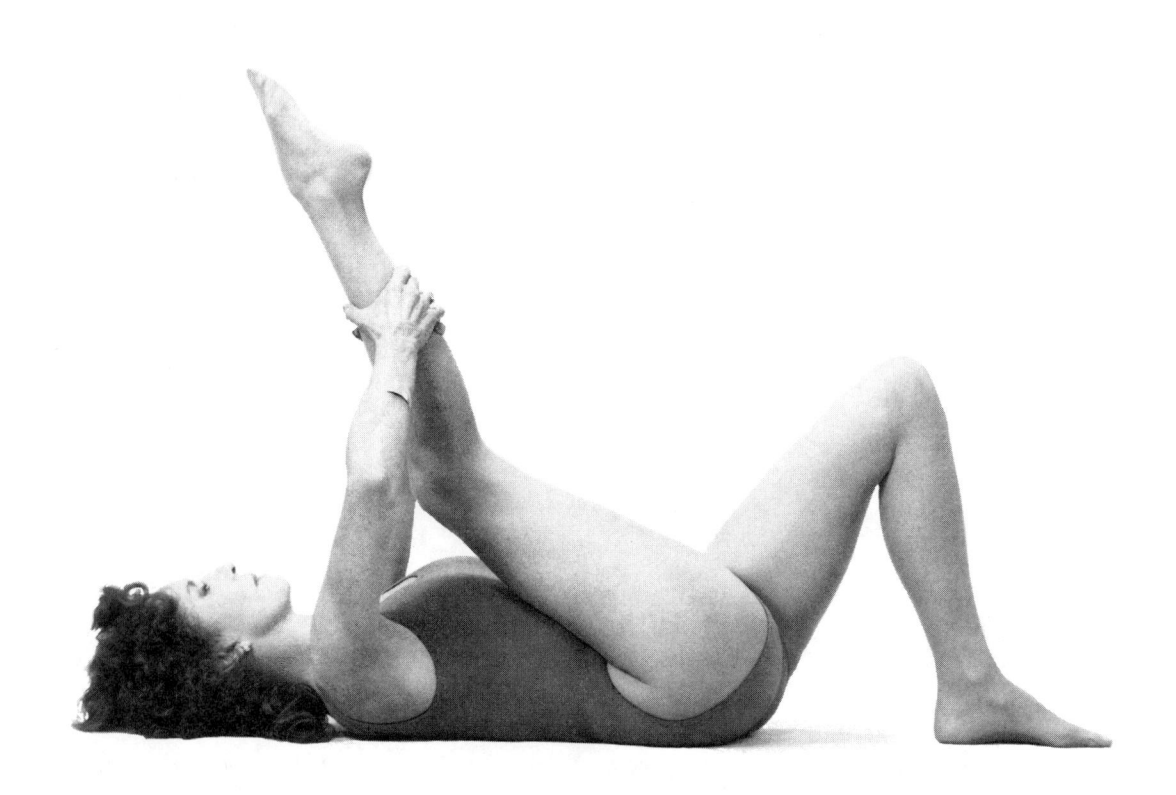

ACHTUNG

- Nicht wippen.
- Ziehen Sie Ihr Bein nicht mit Gewalt heran.
- Und zwingen Sie es nicht zur Streckung.
- Den Nacken locker halten.

Wiederholungen nach beiden Seiten										
1.Tag	2.Tag	3.Tag	4.Tag	5.Tag 30	6.Tag 35	7.Tag 40	8.Tag 45	9.Tag 50	10.Tag
11.Tag	12.Tag	13.Tag	14.Tag	15.Tag	16.Tag	17.Tag	18.Tag	19.Tag	20.Tag
21.Tag	22.Tag	23.Tag	24.Tag	25.Tag	26.Tag	27.Tag	28.Tag	29.Tag	30.Tag

Standstreckung

Ausführung

■ Ebenso wie in Phase I, aber diesmal halten Sie den Fuß in der Hand und kippen dabei Ihr Becken hoch! Sie werden diese Streckung im vorderen Oberschenkelmuskel spüren, dem Quadrizeps. Links wie rechts üben.

HINWEIS: Am Anfang kann es sein, daß sich mit dem Kippen des Beckens auch das angehobene Knie nach vorn bewegt. Das kann ruhig sein. Ihre Muskeln werden allmählich kräftiger, und dann können Sie auch dieses Knie weiter zurück nehmen.

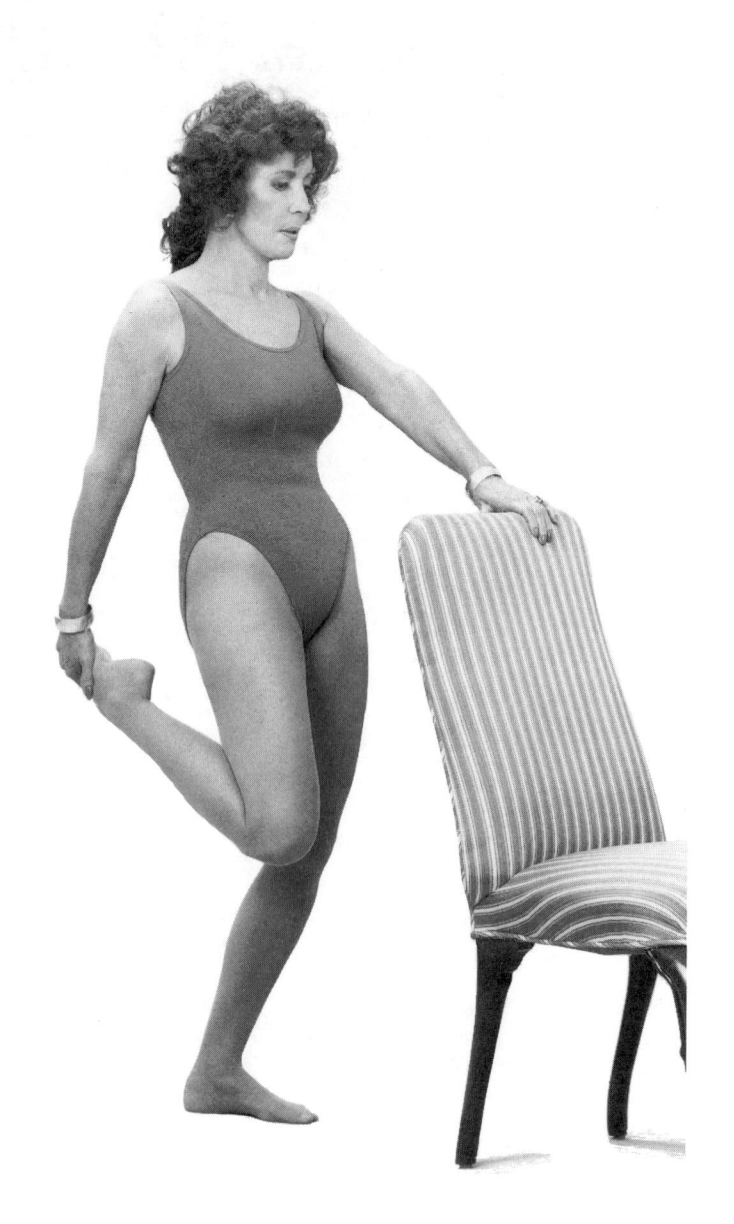

ACHTUNG

- Der erhobene Fuß soll nicht den Po berühren.
- Weder den Rücken wölben noch den Bauch herausstrecken.
- Halten Sie Ellbogen und das Knie des Standbeins locker.

\multicolumn{10}{c}{Zählen Sie auf jeder Seite bis}
1.Tag	2.Tag	3.Tag	4.Tag	5.Tag 30	6.Tag 30	7.Tag 35	8.Tag 40	9.Tag 40	10.Tag
11.Tag	12.Tag	13.Tag	14.Tag	15.Tag	16.Tag	17.Tag	18.Tag	19.Tag	20.Tag
21.Tag	22.Tag	23.Tag	24.Tag	25.Tag	26.Tag	27.Tag	28.Tag	29.Tag	30.Tag

Schenkeldruck innen

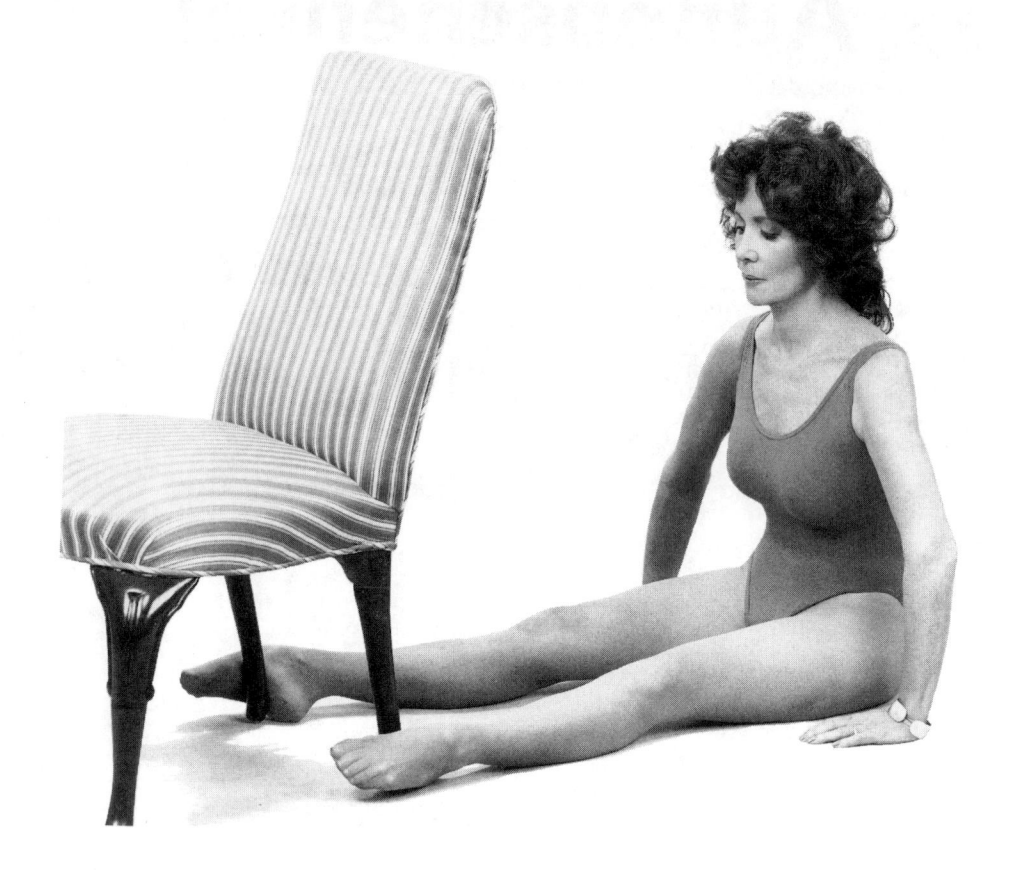

Ausführung

- Wie in Phase I, doch versuchen Sie jetzt, die Beine zu strecken.

HINWEIS: Wenn die Muskeln an Kraft gewinnen, können Sie auch aufrechter sitzen – aber Sie müssen dabei ganz locker sein!

ACHTUNG

- Nicht zupressen und dann nachlassen: den Druck halten.
- Verkrampfen Sie die Schultern nicht.
- Blockieren Sie nicht die Knie.

Zählen Sie bis					
1.Tag	2.Tag	3.Tag	4.Tag	5.Tag 50	6.Tag 50
7.Tag 50	8.Tag 50	9.Tag 50	10.Tag	11.Tag	12.Tag
13.Tag	14.Tag	15.Tag	16.Tag	17.Tag	18.Tag
19.Tag	20.Tag	21.Tag	22.Tag	23.Tag	24.Tag
25.Tag	26.Tag	27.Tag	28.Tag	29.Tag	30.Tag

Po, Hüfte und Außenschenkel

Hochstreckung sitzend

Ausführung

■ Sie sitzen vor einem Sofa oder Stuhl auf der linken Pobacke und ziehen das linke Knie an, so daß die linke Ferse eine Handbreit vom Körper liegt. Das rechte Bein strecken Sie in Linie der Hüfte zur Seite und beugen das Knie, so daß die Zehen locker nach hinten zeigen. Legen sie nun Ellbogen und Unterarme vor sich auf den Sitz, und lehnen Sie den Körper nach links. Dann heben Sie das rechte Bein – immer in Linie der Hüfte – um einige Zentimeter an und bewegen das Knie dreifach verlangsamt 2 bis 6 Millimeter zurück und vor. Nach Beendigung der Wiederholungen senken Sie das Bein langsam zu Boden.

Wenn Ihre Muskeln noch nicht stark genug für die Hebung sind oder Sie den Körper nach vorn neigen oder gar den Rücken hohl machen müssen – dann lehnen Sie den Rumpf so weit wie nötig zur linken Seite. Wenn die Gesäßmuskeln dann kräftig genug geworden sind, können Sie den Rumpf allmählich aufrichten.
Wechseln Sie die Seite, und üben Sie das gleiche links.

HINWEIS: Wenn Sie Ihr Bein zu hoch heben und das Knie nach oben strecken, dann arbeiten Sie eher mit den Schenkelmuskeln als mit denen des Pos. Besser ist es, sich zur Seite zu lehnen oder eine Pause einzulegen.

ACHTUNG

- Strecken Sie nicht den Po heraus.
- Halten Sie den Körper und besonders die Schultern locker.
- Drücken Sie nicht den Bauch heraus.
- Kein Hohlkreuz machen.

Wiederholungen nach beiden Seiten									
1.Tag	2.Tag	3.Tag	4.Tag	5.Tag 30	6.Tag 35	7.Tag 40	8.Tag 45	9.Tag 50	10.Tag
11.Tag	12.Tag	13.Tag	14.Tag	15.Tag	16.Tag	17.Tag	18.Tag	19.Tag	20.Tag
21.Tag	22.Tag	23.Tag	24.Tag	25.Tag	26.Tag	27.Tag	28.Tag	29.Tag	30.Tag

Seitstreckung sitzend

Ausführung

■ Ebenso wie in Phase I, aber diesmal strecken Sie das Bein von der Hüfte aus direkt zur Seite: Fuß, Knie und Hüfte bilden eine Linie. Doch forcieren Sie nichts, und heben Sie Ihr Bein nicht mehr als 15 Zentimeter in die Höhe. Links wie rechts üben.

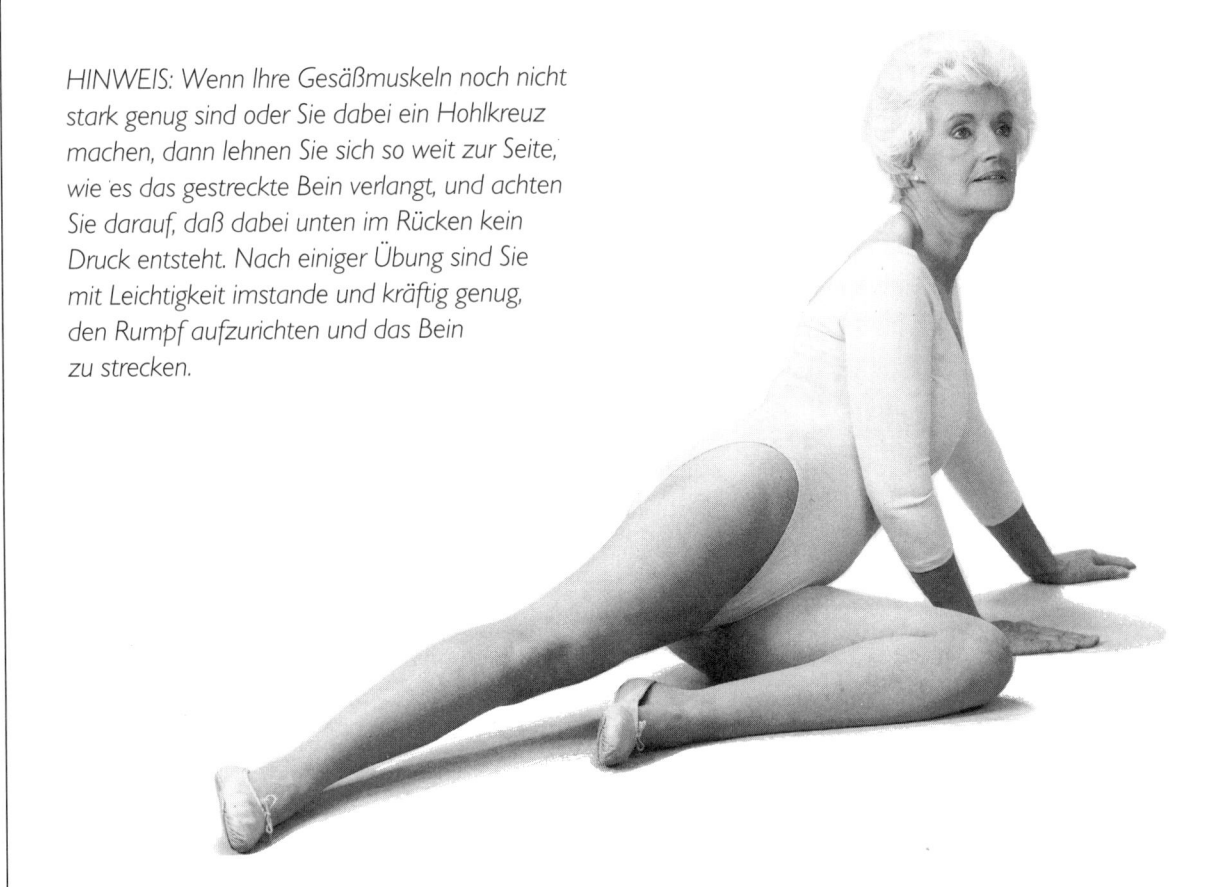

HINWEIS: Wenn Ihre Gesäßmuskeln noch nicht stark genug sind oder Sie dabei ein Hohlkreuz machen, dann lehnen Sie sich so weit zur Seite, wie es das gestreckte Bein verlangt, und achten Sie darauf, daß dabei unten im Rücken kein Druck entsteht. Nach einiger Übung sind Sie mit Leichtigkeit imstande und kräftig genug, den Rumpf aufzurichten und das Bein zu strecken.

ACHTUNG

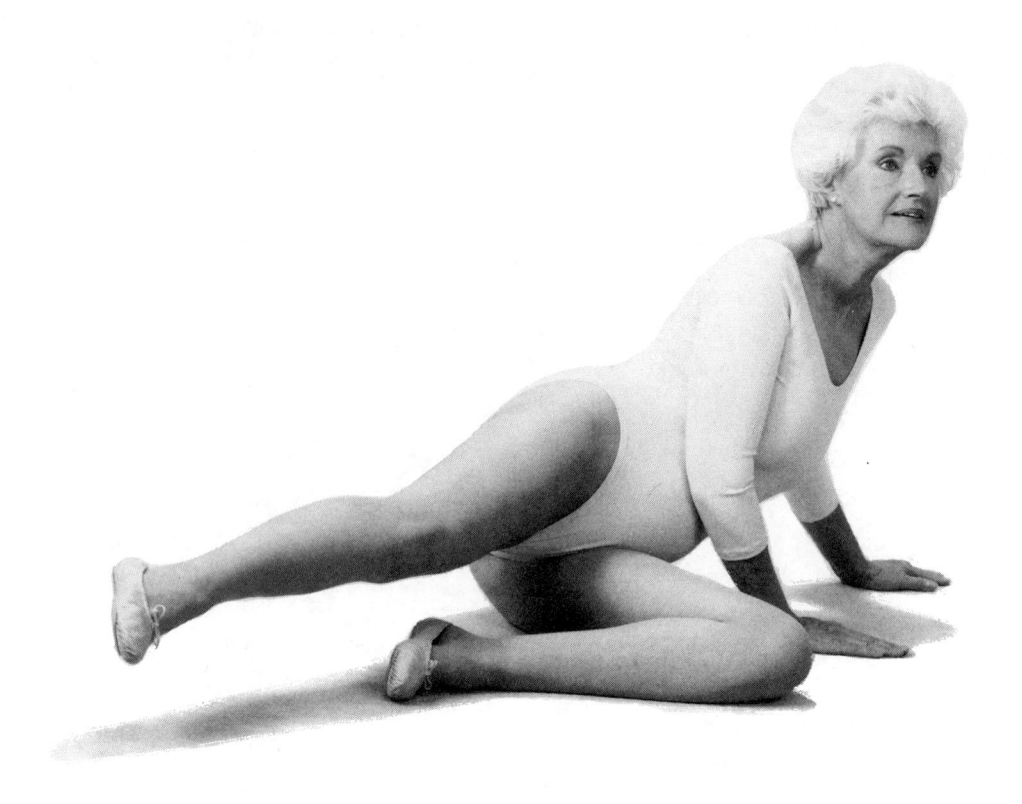

- Strecken Sie nicht den Bauch heraus.
- Machen Sie kein Hohlkreuz.
- Verkrampfen Sie Nacken und Schultern nicht.
- Blockieren Sie nicht die Knie.

Wiederholungen nach beiden Seiten									
1.Tag	2.Tag	3.Tag	4.Tag	5.Tag 30	6.Tag 35	7.Tag 40	8.Tag 45	9.Tag 50	10.Tag
11.Tag	12.Tag	13.Tag	14.Tag	15.Tag	16.Tag	17.Tag	18.Tag	19.Tag	20.Tag
21.Tag	22.Tag	23.Tag	24.Tag	25.Tag	26.Tag	27.Tag	28.Tag	29.Tag	30.Tag

Beckenrotation

Ausführung

■ Ebenso wie in Phase I, doch bringen Sie jetzt die Arme hoch über den Kopf, legen die Hände ineinander und versuchen, den Oberkörper bis zu dem Punkt zu strecken, an dem Sie das Stretching unten im Rücken spüren. Dann senken Sie den Körper um 15 Zentimeter und fahren fort wie in Phase I.

HINWEIS: Am Anfang üben Sie diese Bewegung dreifach verlangsamt. Später können Sie Ihr Tempo allmählich steigern.

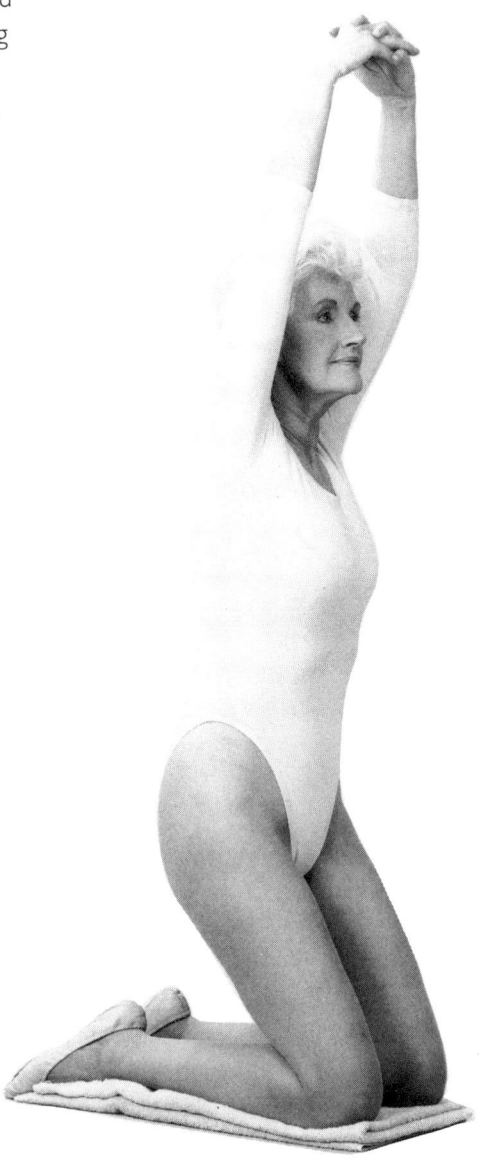

ACHTUNG

- Wölben Sie den Rücken nicht.
- Strecken Sie den Bauch nicht heraus.
- Versuchen Sie nicht, zu viel zu schnell zu tun.

Wiederholungen in beide Richtungen									
1.Tag	2.Tag	3.Tag	4.Tag	5.Tag 3	6.Tag 3	7.Tag 3	8.Tag 3	9.Tag 3	10.Tag
11.Tag	12.Tag	13.Tag	14.Tag	15.Tag	16.Tag	17.Tag	18.Tag	19.Tag	20.Tag
21.Tag	22.Tag	23.Tag	24.Tag	25.Tag	26.Tag	27.Tag	28.Tag	29.Tag	30.Tag

Beckenschaufel

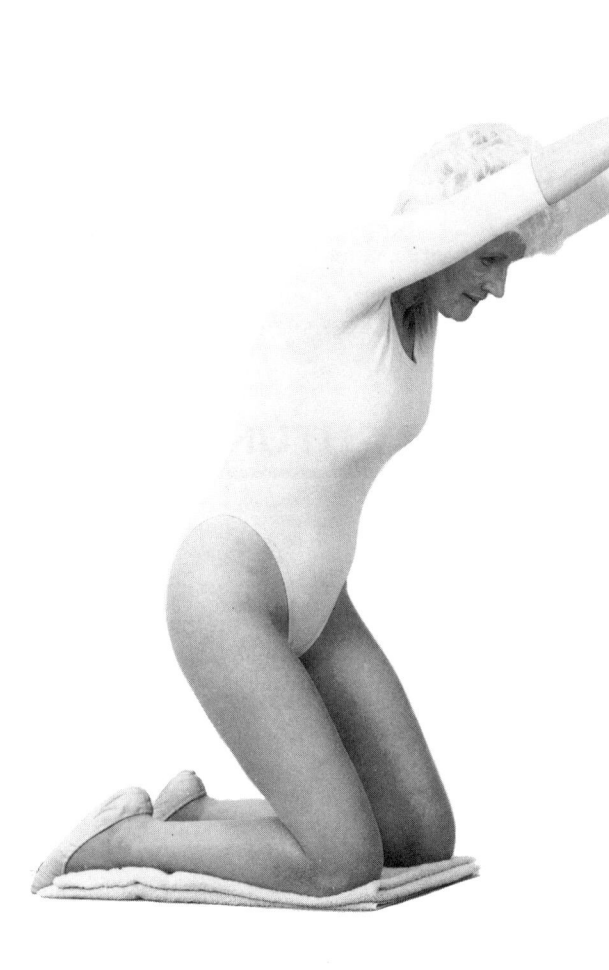

Ausführung

■ Aus der Startposition strecken Sie Arme und Rumpf wie in Phase I, aber noch ein Stück mehr, wenn Sie den Po zu den Fersen absenken. Machen Sie sich dabei rund, und neigen Sie den Rumpf vorwärts, als wollten Sie sich niedersetzen. Doch wölben Sie dabei nicht den Rücken! Senken Sie sich langsam um 15 bis 20 Zentimeter, straffen Sie dann die Pomuskeln, und kippen Sie das Becken langsam hoch. Die Rückkehr zur Ausgangsposition erfolgt aus den Hüften heraus.

HINWEIS: Nach einigem Training brauchen Sie sich nicht mehr so weit nach vorn zu lehnen und können die Schultern weiter zurücknehmen.

ACHTUNG

■ Den Rücken nicht wölben.
■ Das Becken nicht hochdrücken.

Wiederholungen									
1.Tag	2.Tag	3.Tag	4.Tag	5.Tag 3	6.Tag 3	7.Tag 3	8.Tag 3	9.Tag 3	10.Tag
11.Tag	12.Tag	13.Tag	14.Tag	15.Tag	16.Tag	17.Tag	18.Tag	19.Tag	20.Tag
21.Tag	22.Tag	23.Tag	24.Tag	25.Tag	26.Tag	27.Tag	28.Tag	29.Tag	30.Tag

Schenkelstraffung vorn

Ausführung

- Wie in Phase I, aber diesmal versuchen Sie, statt der Knöchel die Handflächen flach hinter sich aufzulegen.

HINWEIS: Diese Übung wird Ihnen leichterfallen, wenn Sie sich dabei ganz auf die Entspannung des gesamten Körpers konzentrieren.

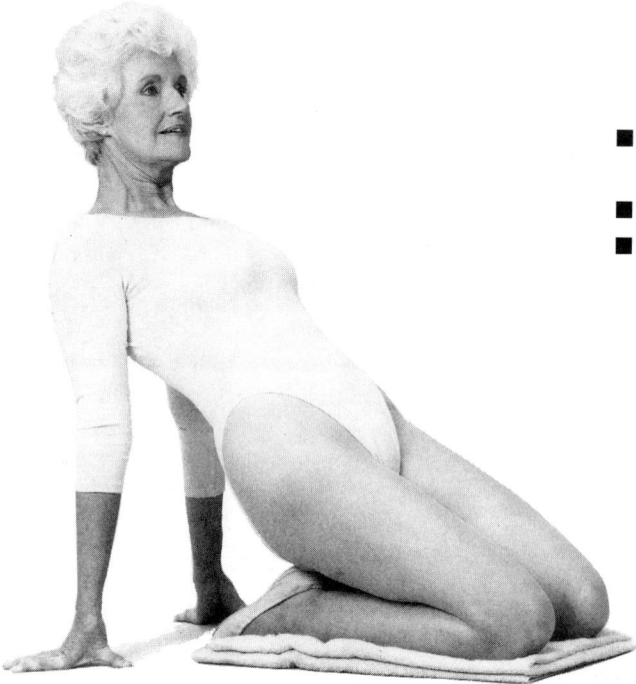

ACHTUNG

- Wölben Sie nicht den Rücken, strecken Sie nicht den Bauch heraus.
- Halten Sie den Körper ganz locker.
- Ziehen Sie nicht die Schultern hoch.

Zählen Sie bis									
1.Tag	2.Tag	3.Tag	4.Tag	5.Tag 20	6.Tag 20	7.Tag 20	8.Tag 20	9.Tag 20	10.Tag
11.Tag	12.Tag	13.Tag	14.Tag	15.Tag	16.Tag	17.Tag	18.Tag	19.Tag	20.Tag
21.Tag	22.Tag	23.Tag	24.Tag	25.Tag	26.Tag	27.Tag	28.Tag	29.Tag	30.Tag

Wirbelsäulenstreckung

Ausführung

■ Ebenso wie in Phase I, aber diesmal bringen Sie mit dem Knie auch den Fuß hinüber vor das ausgestreckte Bein. Lassen Sie den Fuß baumeln, so weit ihn die Schwerkraft hinabzieht. Dann bewegen Sie Ihr rechtes Knie dreifach verlangsamt um gerade 2 Millimeter zum Boden und zurück. Das gleiche üben Sie auf der anderen Seite.

HINWEIS: Achten Sie darauf, daß Schultern und Ellbogen sich nicht vom Boden lösen. Die Wirkung dieser Übung besonders auf die untere Rückenpartie ist am größten, wenn Sie sich mehr auf die flachen Schultern und Ellbogen als auf die Abwärtsbewegung des Knies konzentrieren.

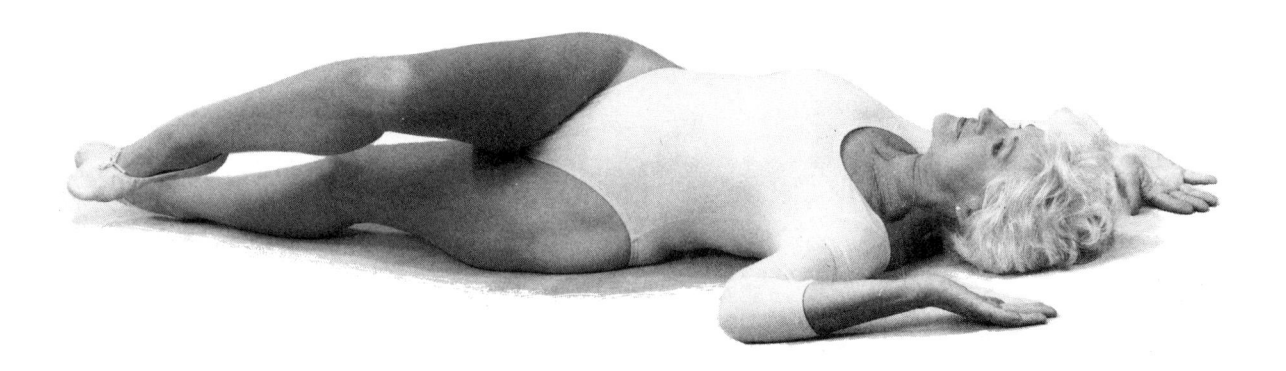

ACHTUNG

■ Heben Sie die Schultern nicht vom Boden.
■ Heben Sie die Ellbogen nicht vom Boden.
■ Wenden Sie den Kopf nicht zur Seite.
■ Ruckeln Sie nicht mit dem gebeugten Knie.
■ Und forcieren Sie das Stretching nicht.

Wiederholungen nach beiden Seiten									
1.Tag	2.Tag	3.Tag	4.Tag	5.Tag 15	6.Tag 20	7.Tag 25	8.Tag 30	9.Tag 30	10.Tag
11.Tag	12.Tag	13.Tag	14.Tag	15.Tag	16.Tag	17.Tag	18.Tag	19.Tag	20.Tag
21.Tag	22.Tag	23.Tag	24.Tag	25.Tag	26.Tag	27.Tag	28.Tag	29.Tag	30.Tag

Phase 3

10. – 16. Tag

Das sind aufregende Tage. Sie wissen es nun aus eigener Erfahrung zu schätzen, welche Wirkung diese winzigen Millimeterbewegungen auf Bauch, Beine, Hüfte und Po haben können. Doch bei allem Fortschritt ist es wichtig, wachsam zu bleiben für die Signale Ihres Körpers. Sagen sie, Sie sollten Ihr Tempo mindern? Zeigen sie an, daß er imstande und bereit ist, mehr zu leisten? Gönnen Sie es sich, Ihre großartigen gemeinsamen Fortschritte ein wenig zu würdigen. Um diese Zeit fangen meine Schülerinnen an, ihren Körper ganz toll zu finden und ein bißchen damit anzugeben. Auch wenn Sie selbst noch keine dramatischen Veränderungen zu erkennen meinen – Ihre Freunde werden sagen, Sie sehen anders aus, besser.

Zum Aufwärmen

Unterarmstraffung

Ausführung

- Wiederholen Sie die Übung der Phase I, aber stellen Sie sich jetzt aufrecht mit gebeugten Knien und den Füßen in Hüftbreite. Versuchen Sie jedesmal, die Arme hinten möglichst hoch zu heben und Kopf und Schultern dabei gerade zu halten.

HINWEIS: Beim erstenmal werden Sie merken, daß Kopf und Schultern sich nach vorn neigen und es schwierig ist, den Po nicht herauszustrecken. Mit zunehmender Kraft wird die aufrechte Haltung immer besser.

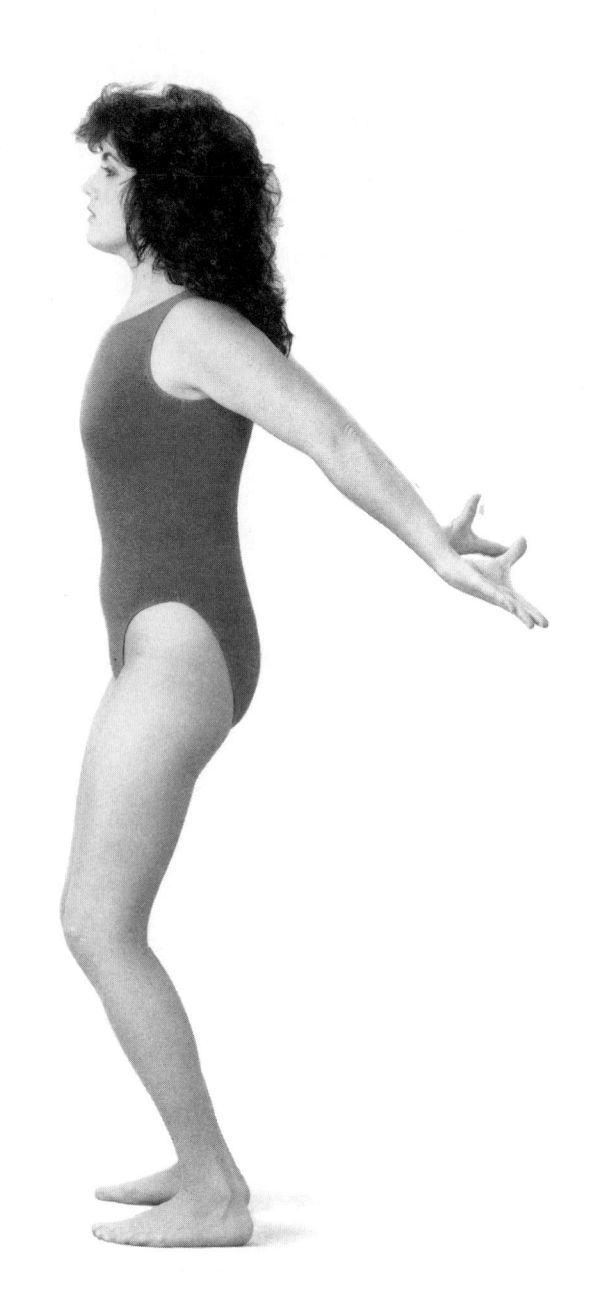

ACHTUNG

- Bewegen Sie die Arme nicht ruckartig.
- Drücken Sie weder das Kreuz durch noch den Bauch heraus.
- Blockieren Sie die Ellbogen nicht.
- Verkrampfen Sie nicht in den Schultern.
- Blockieren Sie die Knie nicht.

Wiederholungen									
1.Tag	2.Tag	3.Tag	4.Tag	5.Tag	6.Tag	7.Tag	8.Tag	9.Tag	10.Tag 50
11.Tag 60	12.Tag 70	13.Tag 80	14.Tag 90	15.Tag 100	16.Tag 100	17.Tag	18.Tag	19.Tag	20.Tag
21.Tag	22.Tag	23.Tag	24.Tag	25.Tag	26.Tag	27.Tag	28.Tag	29.Tag	30.Tag

Hüftstreckung

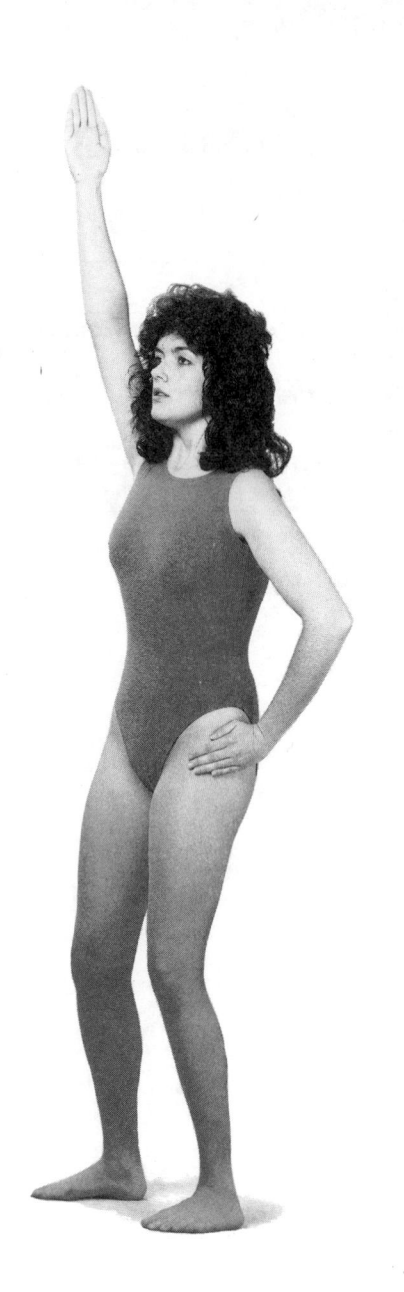

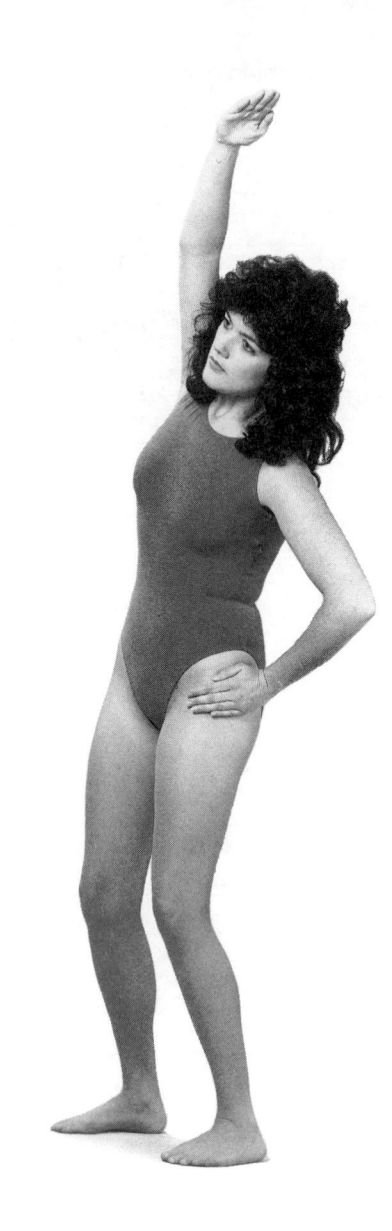

Ausführung

■ Wiederholen Sie jetzt die Phase II, aber: Legen Sie den Arm nicht auf eine Stütze, sondern die Hand direkt unter die Hüfte. Strecken Sie die Ellbogen so weit wie möglich zur Seite und die Knie ein bißchen gerade. Dann recken Sie den anderen Arm mit den Handflächen nach innen langsam in die Höhe. Dehnen Sie sich empor und zur Seite – Oberkörper und Arm gemeinsam. Sie dürfen sich dabei ein wenig vorbeugen. Und dann weiter wie in Phase II.

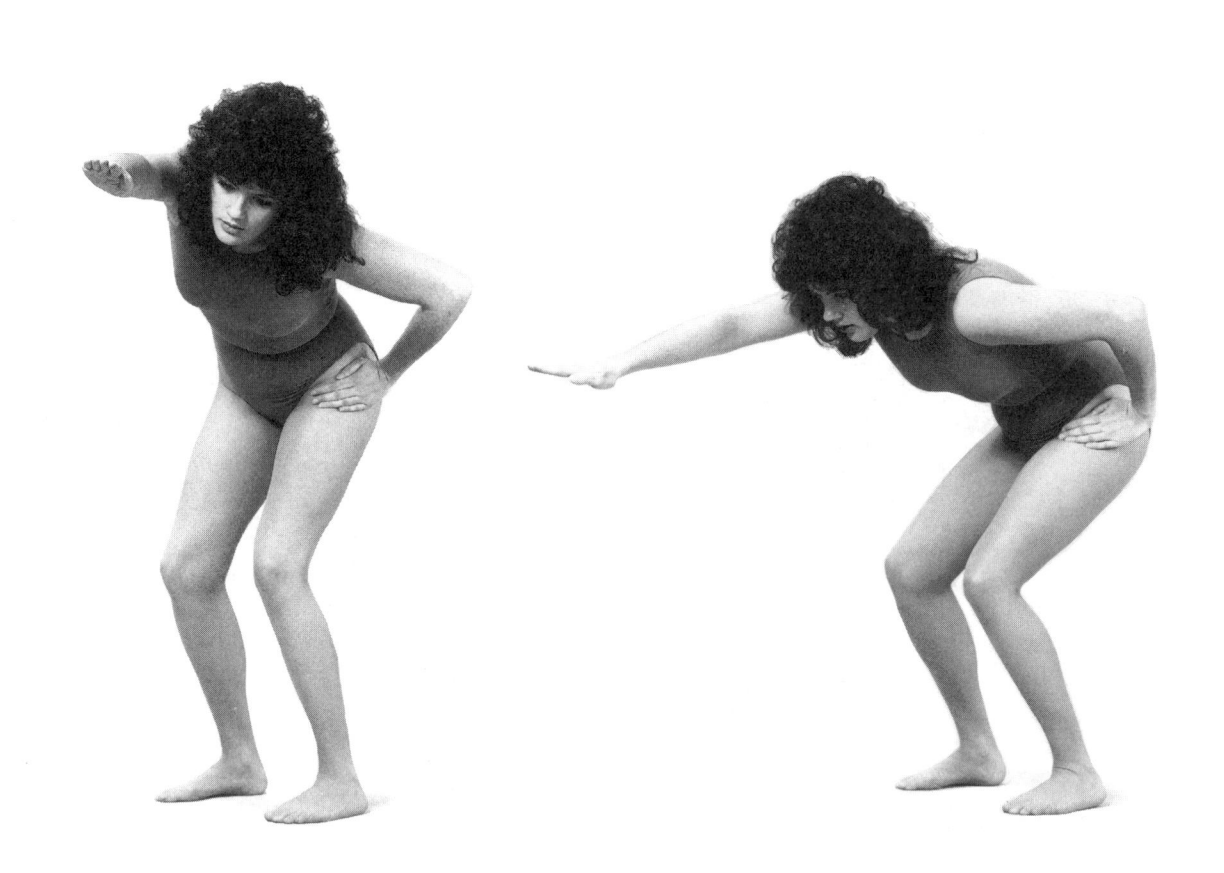

■ Beim Seitenwechsel lassen Sie die Hand auf der Hüfte und beugen die Knie etwas mehr. Der rechte Arm bleibt noch oben, wenn Sie sich nun nach vorn wenden und ihn dann in einer langsam schweifenden Bewegung nach unten und hinüber zur rechten Seite führen. Jetzt straffen Sie den Po, kippen das Becken hoch und richten sich langsam Wirbel für Wirbel auf, während Sie den Arm senken. Dann wiederholen Sie die Übung auf der linken Seite und schließen sie auf die gleiche Weise ab.

HINWEIS: Sie werden am Anfang Schwierigkeiten haben, den Arm ganz zu strecken und dabei das Becken zu kippen.

ACHTUNG

- Wippen Sie nicht.
- Verspannen Sie Schultern oder Nacken nicht.
- Machen Sie kein Hohlkreuz, strecken Sie den Bauch nicht heraus.
- Der aufgestützte Ellbogen darf weder nach vorn noch nach hinten zeigen – nur zur Seite.
- Blockieren Sie die Knie nicht.

Wiederholungen nach beiden Seiten					
1.Tag	2.Tag	3.Tag	4.Tag	5.Tag	6.Tag
7.Tag	8.Tag	9.Tag	10.Tag 50	11.Tag 60	12.Tag 70
13.Tag 80	14.Tag 90	15.Tag 100	16.Tag 100	17.Tag	18.Tag
19.Tag	20.Tag	21.Tag	22.Tag	23.Tag	24.Tag
25.Tag	26.Tag	27.Tag	28.Tag	29.Tag	30.Tag

Nackenlockerung I

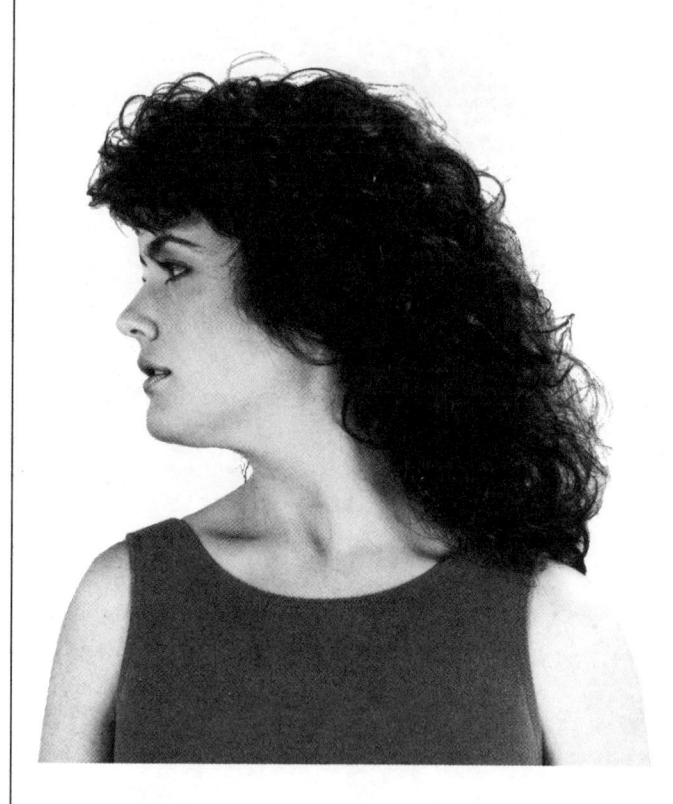

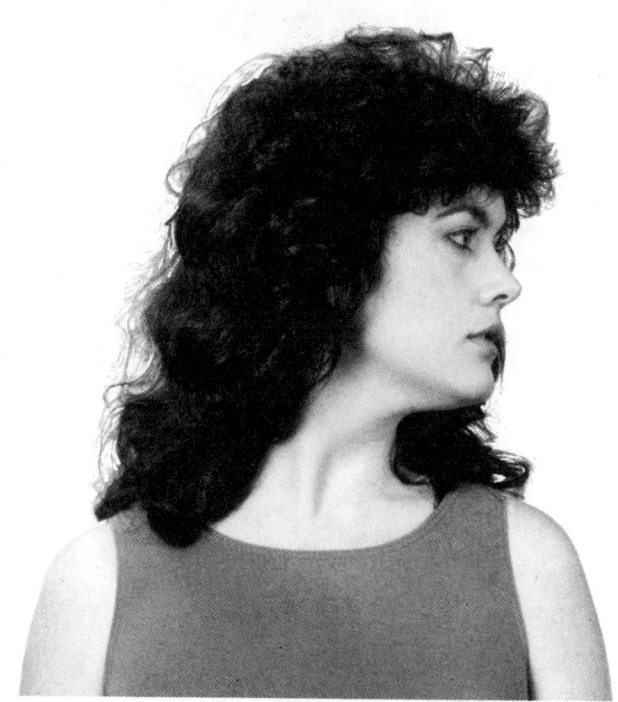

Ausführung

■ Ebenso wie in Phase II, aber kippen Sie gleichzeitig Ihr Becken so hoch wie möglich, um das Rückgrat zu strecken.

ACHTUNG

■ Drehen Sie weder Körper noch Schultern.
■ Blockieren Sie nicht die Knie.
■ Halten Sie die Schultern locker.
■ Strecken Sie weder Po noch Bauch heraus.

Wiederholungen nach beiden Seiten										
1.Tag	2.Tag	3.Tag	4.Tag	5.Tag	6.Tag	7.Tag	8.Tag	9.Tag	10.Tag 5
11.Tag 5	12.Tag 5	13.Tag 5	14.Tag 5	15.Tag 5	16.Tag 5	17.Tag	18.Tag	19.Tag	20.Tag
21.Tag	22.Tag	23.Tag	24.Tag	25.Tag	26.Tag	27.Tag	28.Tag	29.Tag	30.Tag

Nackenlockerung 2

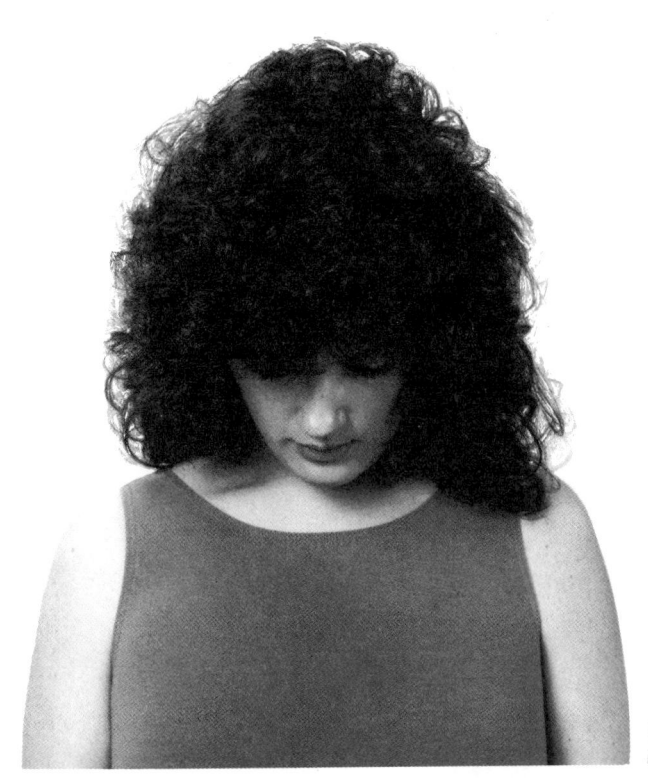

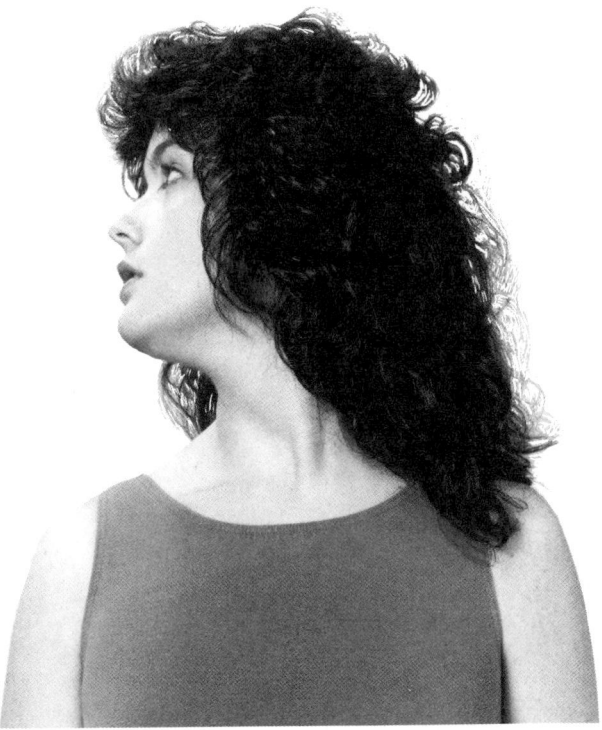

Ausführung

- Ebenso wie in Phase II, aber kippen Sie wieder dabei das Becken so hoch, wie Sie können, um das Rückgrat zu strecken.

ACHTUNG

- Vermeiden Sie harte, abrupte Bewegungen.
- Die Schultern nicht hochziehen oder anspannen.
- Nicht die Kinnlade verkrampfen.
- Die Knie nicht blockieren.
- Weder Po noch Bauch herausstrecken.

Wiederholungen nach beiden Seiten									
1.Tag	2.Tag	3.Tag	4.Tag	5.Tag	6.Tag	7.Tag	8.Tag	9.Tag	10.Tag 5
11.Tag 5	12.Tag 5	13.Tag 5	14.Tag 5	15.Tag 5	16.Tag 5	17.Tag	18.Tag	19.Tag	20.Tag
21.Tag	22.Tag	23.Tag	24.Tag	25.Tag	26.Tag	27.Tag	28.Tag	29.Tag	30.Tag

Der Bauch

Kniebogen

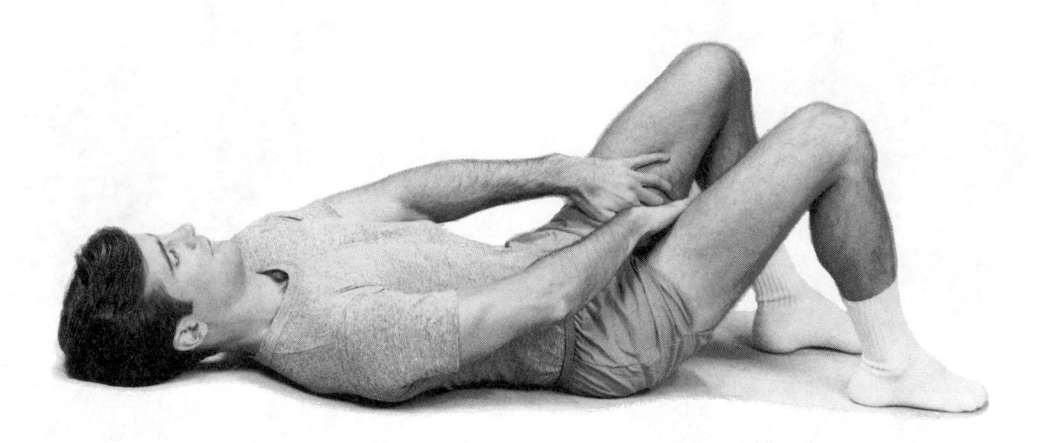

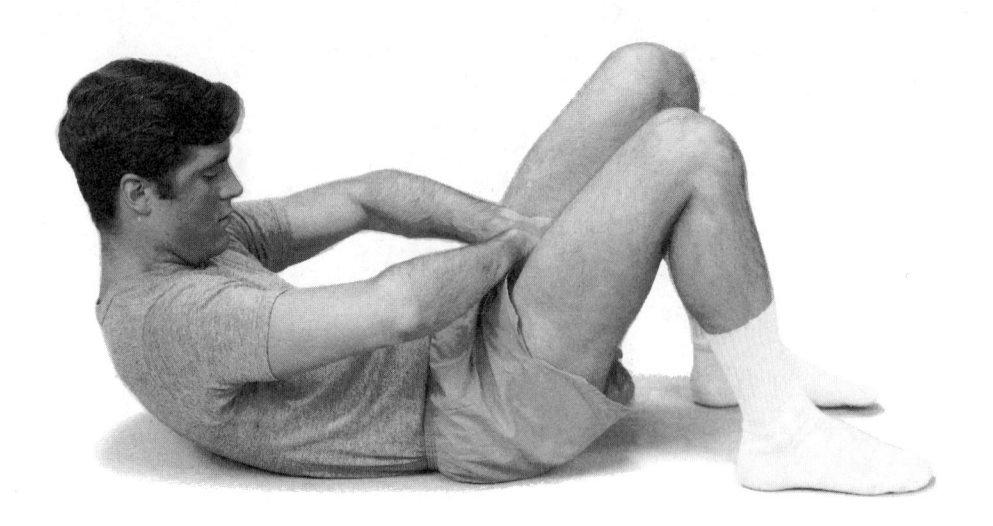

Ausführung

■ Wiederholen Sie wie in Phase II, aber halten Sie jetzt die Füße flach auf dem Boden und die Hände fest an der Innenseite der Schenkel. Dabei richten Sie die Ellbogen weit zur Seite des Körpers und dort nach oben, ehe Sie Kopf und Körper sacht vom Boden hoch runden und die Nase zum Brustkorb richten. Dann fahren Sie fort wie in Phase II.

HINWEIS: Achten Sie ganz besonders auf Ihre Startposition. Bei korrekter Durchführung baut diese Übung die Muskelkraft sehr schnell auf: Dadurch kann man die Ellbogen weiter und höher nach außen bringen und sich so wiederum dichter zum Bogen schließen und noch mehr Kraft entwickeln.

ACHTUNG

- Schaukeln Sie nicht mit dem ganzen Körper hin und her.
- Verkrampfen Sie nicht die Pobacken.
- Zucken Sie nicht mit dem Kopf, heben Sie ihn nicht hoch.
- Verhalten Sie Ihre Bauchmuskeln nicht.
- Und halten Sie nicht den Atem an.
- Niemals zuerst den Kopf anheben.

Wiederholungen									
1.Tag	2.Tag	3.Tag	4.Tag	5.Tag	6.Tag	7.Tag	8.Tag	9.Tag	10.Tag 50
11.Tag 60	12.Tag 70	13.Tag 80	14.Tag 90	15.Tag 100	16.Tag 100	17.Tag	18.Tag	19.Tag	20.Tag
21.Tag	22.Tag	23.Tag	24.Tag	25.Tag	26.Tag	27.Tag	28.Tag	29.Tag	30.Tag

Hebungen mit einem Bein

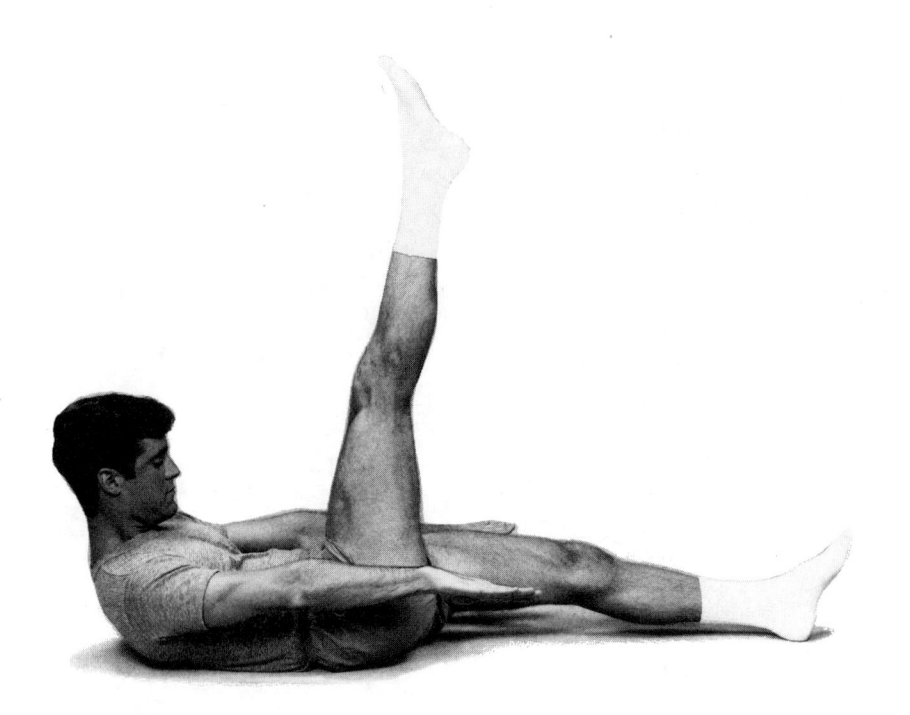

Ausführung

■ Ebenso wie in Phase II, aber versuchen Sie nun, das erhobene Bein so weit wie möglich zu strecken und ebenso das auf dem Boden liegende. Und entspannen Sie dabei Beine und Zehen! Wenn Sie die Arme an den Seiten ausstrecken, sinken die Schultern ein wenig herab. Finden Sie diese Haltung anfangs zu schwierig, so können Sie sich am Bein festhalten, bis Ihre Kraft ausreicht. Links wie rechts üben.

HINWEIS: Versuchen Sie, das erhobene Bein genau im rechten Winkel zu halten. Wenn Ihre Bauchmuskeln noch nicht kräftig genug sind und Sie das Bein nur ein wenig senken, dann wird sein Gewicht die Hüftmuskeln belasten und damit auf den unteren Rücken drücken!

ACHTUNG

- Halten Sie Zehen, Knie und Beine locker.
- Ziehen Sie das erhobene Bein nicht zum Kopf, sondern runden Sie den Körper zum Bein hin.
- Schaukeln Sie nicht mit dem Körper.
- Zucken Sie nicht mit dem Kopf.
- Öffnen Sie den Rumpfbogen nicht zur Decke.
- Verspannen Sie nicht den Bauch.
- Straffen Sie nicht krampfhaft den Po.
- Bewegen Sie Hände und Arme nur zusammen mit dem Körper.

Wiederholungen nach beiden Seiten									
1.Tag	2.Tag	3.Tag	4.Tag	5.Tag	6.Tag	7.Tag	8.Tag	9.Tag	10.Tag 50
11.Tag 60	12.Tag 70	13.Tag 80	14.Tag 90	15.Tag 100	16.Tag 100	17.Tag	18.Tag	19.Tag	20.Tag
21.Tag	22.Tag	23.Tag	24.Tag	25.Tag	26.Tag	27.Tag	28.Tag	29.Tag	30.Tag

Hebungen mit beiden Beinen

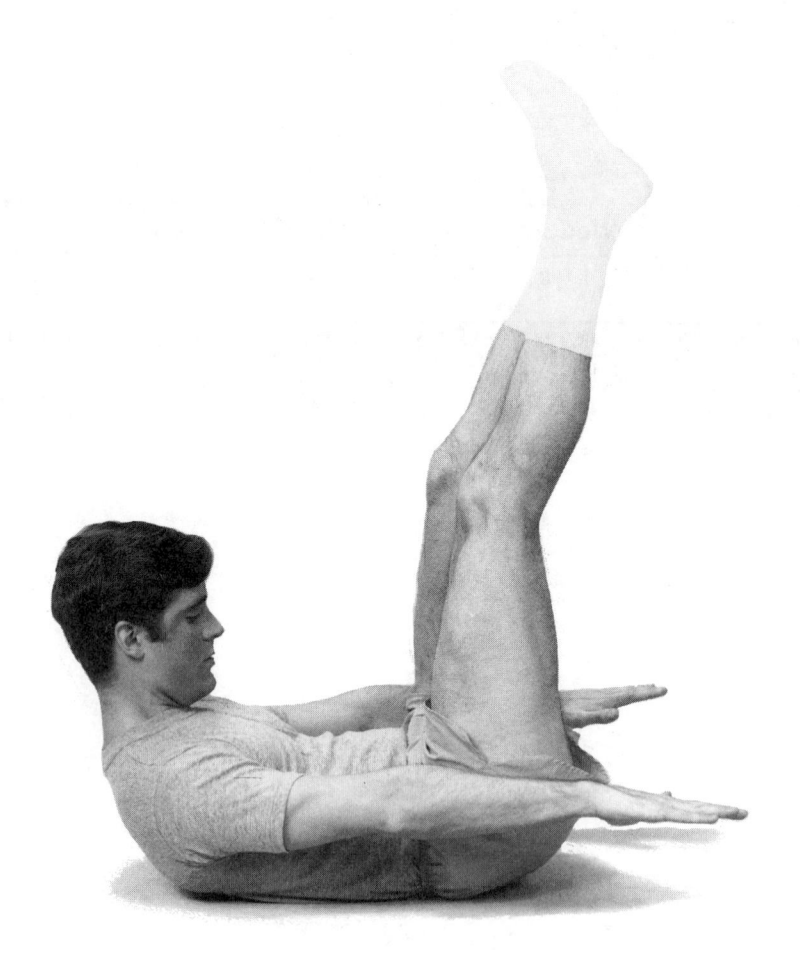

Ausführung
- Ebenso wie in Phase II, aber strecken Sie die Beine noch gerader.

HINWEIS: Gewöhnen Sie sich an, die Beine vollkommen zu entspannen. Sie brauchen überhaupt keine Kraft aufzuwenden, um sie senkrecht gestreckt zu halten.

ACHTUNG

- Heben Sie die Beine erst, nachdem Sie die Knie gebeugt haben.
- Beine, Knie und Zehen sind ganz locker.
- Ruckeln Sie nicht aus dem Nacken.
- Spannen Sie Nacken und Schultern nicht an.
- Schaukeln Sie nicht mit dem ganzen Körper.

Wiederholungen									
1.Tag	2.Tag	3.Tag	4.Tag	5.Tag	6.Tag	7.Tag	8.Tag	9.Tag	10.Tag **50**
11.Tag **60**	12.Tag **70**	13.Tag **80**	14.Tag **90**	15.Tag **100**	16.Tag **100**	17.Tag	18.Tag	19.Tag	20.Tag
21.Tag	22.Tag	23.Tag	24.Tag	25.Tag	26.Tag	27.Tag	28.Tag	29.Tag	30.Tag

Seitenbeugung

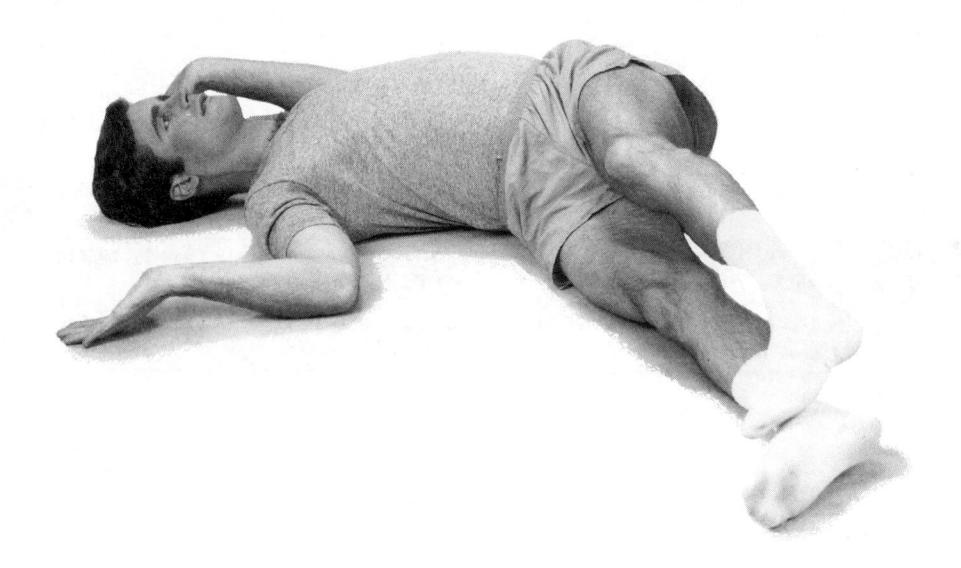

Ausführung

■ Ebenso wie in Phase II, doch nehmen Sie jetzt Ihre Knie zur Seite, und versuchen Sie, die Beine gerade zu strecken – so weit es halt geht –, ehe Sie zu zählen beginnen.

HINWEIS: Denken Sie daran, beide Schultern auf dem Boden zu halten, und versuchen Sie, den ganzen Körper zu entspannen.

ACHTUNG

■ Verspannen und wackeln Sie nicht mit dem Körper.
■ Keine Hast bei diesem Stretching.
■ Forcieren Sie die Streckung nicht.

Zählen Sie auf jeder Seite bis					
1.Tag	2.Tag	3.Tag	4.Tag	5.Tag	6.Tag
7.Tag	8.Tag	9.Tag	10.Tag 50	11.Tag 50	12.Tag 50
13.Tag 50	14.Tag 50	15.Tag 50	16.Tag 50	17.Tag	18.Tag
19.Tag	20.Tag	21.Tag	22.Tag	23.Tag	24.Tag
25.Tag	26.Tag	27.Tag	28.Tag	29.Tag	30.Tag

Nackenbeuge I

Ausführung

- Genau wie in Phase I.

HINWEIS: Ihre Muskeln dehnen sich immer mehr, und dadurch können Sie den Kopf dichter zu den Schultern senken.

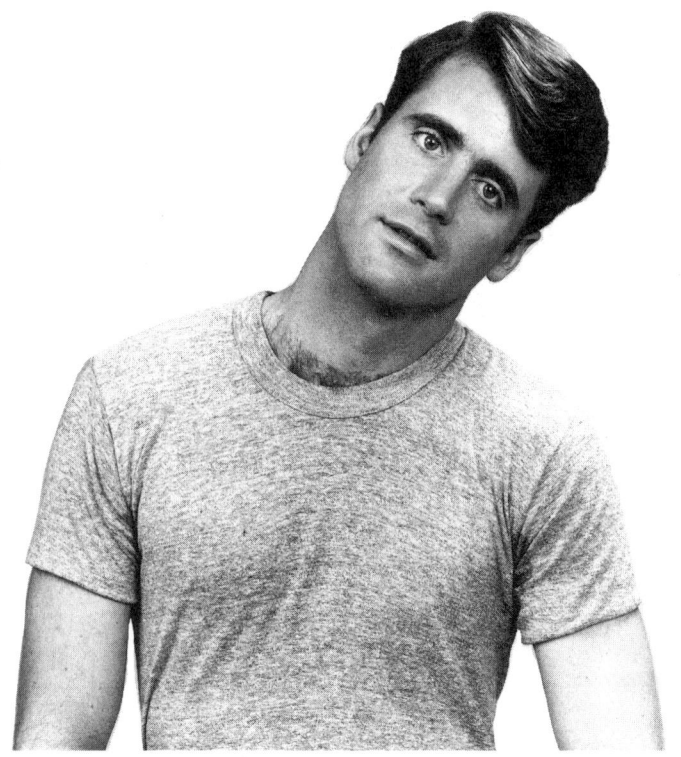

ACHTUNG

- Ziehen Sie die Schultern weder hoch noch an.
- Keine ruckartigen Bewegungen bitte!

Wiederholungen nach beiden Seiten									
1.Tag	2.Tag	3.Tag	4.Tag	5.Tag	6.Tag	7.Tag	8.Tag	9.Tag	10.Tag
11.Tag	12.Tag	13.Tag	14.Tag	15.Tag	16.Tag	17.Tag	18.Tag	19.Tag	20.Tag
21.Tag	22.Tag	23.Tag	24.Tag	25.Tag	26.Tag	27.Tag	28.Tag	29.Tag	30.Tag

Nackenbeuge 2

Ausführung

■ Wiederholen Sie die Übung der Phase I im Stehen. Ehe Sie sich auf Ihren Nacken konzentrieren, beugen Sie die Knie, straffen den Po und kippen das Becken, um das Rückgrat zu strecken.

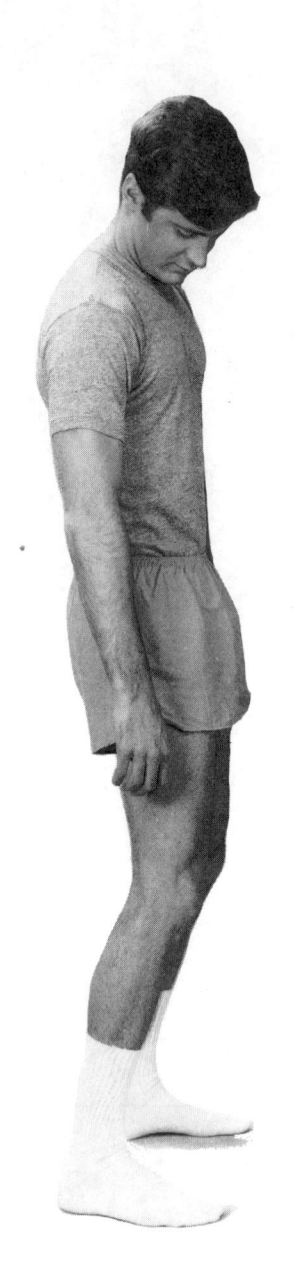

ACHTUNG

■ Zwingen Sie den Kopf nicht nach unten.
■ Verspannen Sie nicht in den Schultern.
■ Blockieren Sie nicht die Knie.

Wiederholungen nach beiden Seiten					
1.Tag	2.Tag	3.Tag	4.Tag	5.Tag	6.Tag
7.Tag	8.Tag	9.Tag	10.Tag	11.Tag	12.Tag
13.Tag	14.Tag	15.Tag	16.Tag	17.Tag	18.Tag
19.Tag	20.Tag	21.Tag	22.Tag	23.Tag	24.Tag
25.Tag	26.Tag	27.Tag	28.Tag	29.Tag	30.Tag

Beine und Innenschenkel
Beugen und Kippen

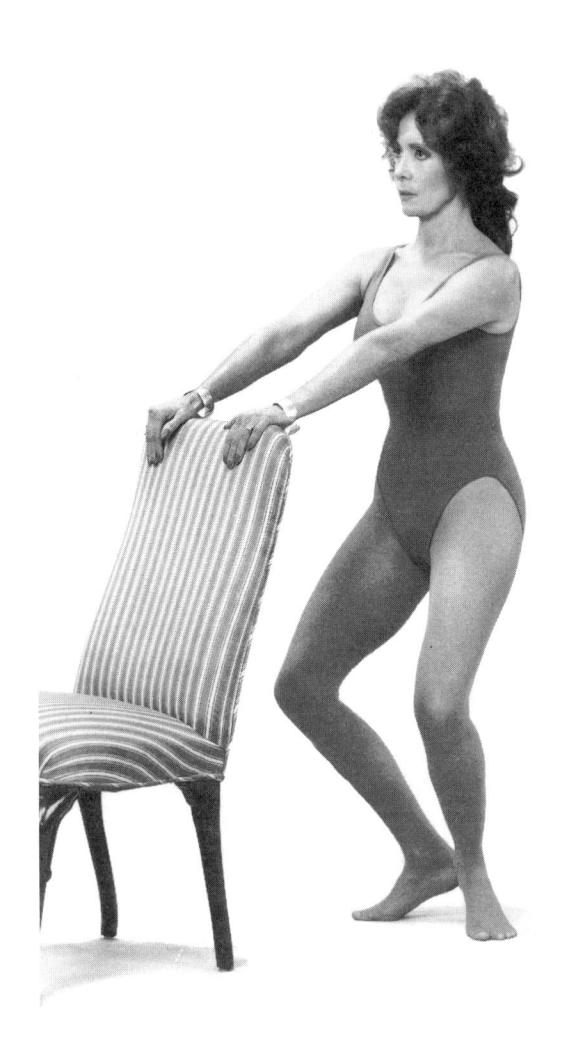

Ausführung

- Wiederholen Sie das wie in Phase II, aber heben Sie dabei die Fersen 8 bis 10 Zentimeter in die Höhe, und rücken Sie die Füße so aneinander, daß sich die Fersen berühren. Die Füße sind dann ein wenig auswärts gestellt.

HINWEIS: Bei angehobenen Fersen ist es zunächst etwas schwierig, das Becken zu kippen. Doch mit der Zeit werden Sie diese Bewegung lernen, und damit beginnen Sie die Wirbelsäule zu strecken und mit den Innenschenkeln zu arbeiten. Auch Ihre Balance verbessert sich dadurch, und Sie haben nicht länger das Gefühl, mit jeder Faser an Ihrer „Stütze" zu hängen.

ACHTUNG

- Strecken Sie weder Po noch Bauch heraus.
- Den Po nur bis in Kniehöhe senken.
- Die Fersen nicht aufsetzen.
- Die Schultern nicht verkrampfen.

Wiederholungen									
1.Tag	2.Tag	3.Tag	4.Tag	5.Tag	6.Tag	7.Tag	8.Tag	9.Tag	10.Tag 5
11.Tag 5	12.Tag 6	13.Tag 6	14.Tag 7	15.Tag 7	16.Tag 7	17.Tag	18.Tag	19.Tag	20.Tag
21.Tag	22.Tag	23.Tag	24.Tag	25.Tag	26.Tag	27.Tag	28.Tag	29.Tag	30.Tag

Balance

Ausführung

■ Ebenso wie in Phase II, aber Sie heben wieder die Fersen um 8 bis 10 Zentimeter an, und rücken Sie die Füße zusammen, so daß sich die Fersen berühren. Kehren Sie die Füße ein wenig nach außen, damit die Knie über den Zehen stehen. Und den Körper senken Sie diesmal, dreifach verlangsamt, um 10 Zentimeter tiefer.

HINWEIS: Allmählich stellen sich Fortschritte ein, und dann können Sie Ihre Schultern ganz locker und das Rückgrat aufrecht halten.

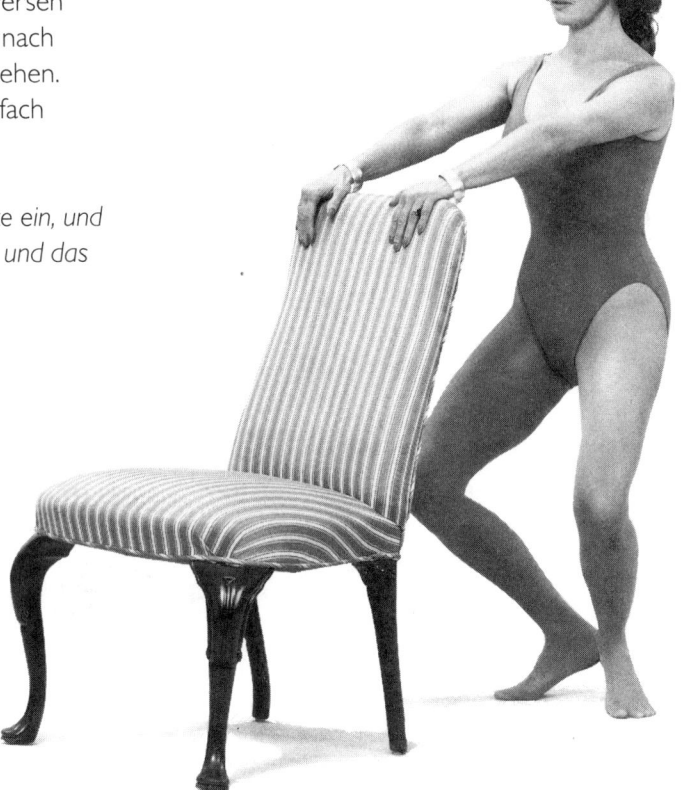

ACHTUNG

■ Weder Po noch Bauch herausstrecken.
■ Die Fersen nicht aufsetzen.
■ Nicht die Schultern verspannen.

Wiederholungen					
1.Tag	2.Tag	3.Tag	4.Tag	5.Tag	6.Tag
7.Tag	8.Tag	9.Tag	10.Tag 10	11.Tag 10	12.Tag 11
13.Tag 12	14.Tag 13	15.Tag 14	16.Tag 15	17.Tag	18.Tag
19.Tag	20.Tag	21.Tag	22.Tag	23.Tag	24.Tag
25.Tag	26.Tag	27.Tag	28.Tag	29.Tag	30.Tag

Kniedehnung

Ausführung

■ Wie in Phase II, aber diesmal wählen Sie eine höhere Stütze, die Ihnen gerade noch angenehm ist, und strecken das Bein noch ein bißchen besser. Achten Sie darauf, daß Ihr ganzer Körper locker bleibt, und üben Sie auf beiden Seiten.

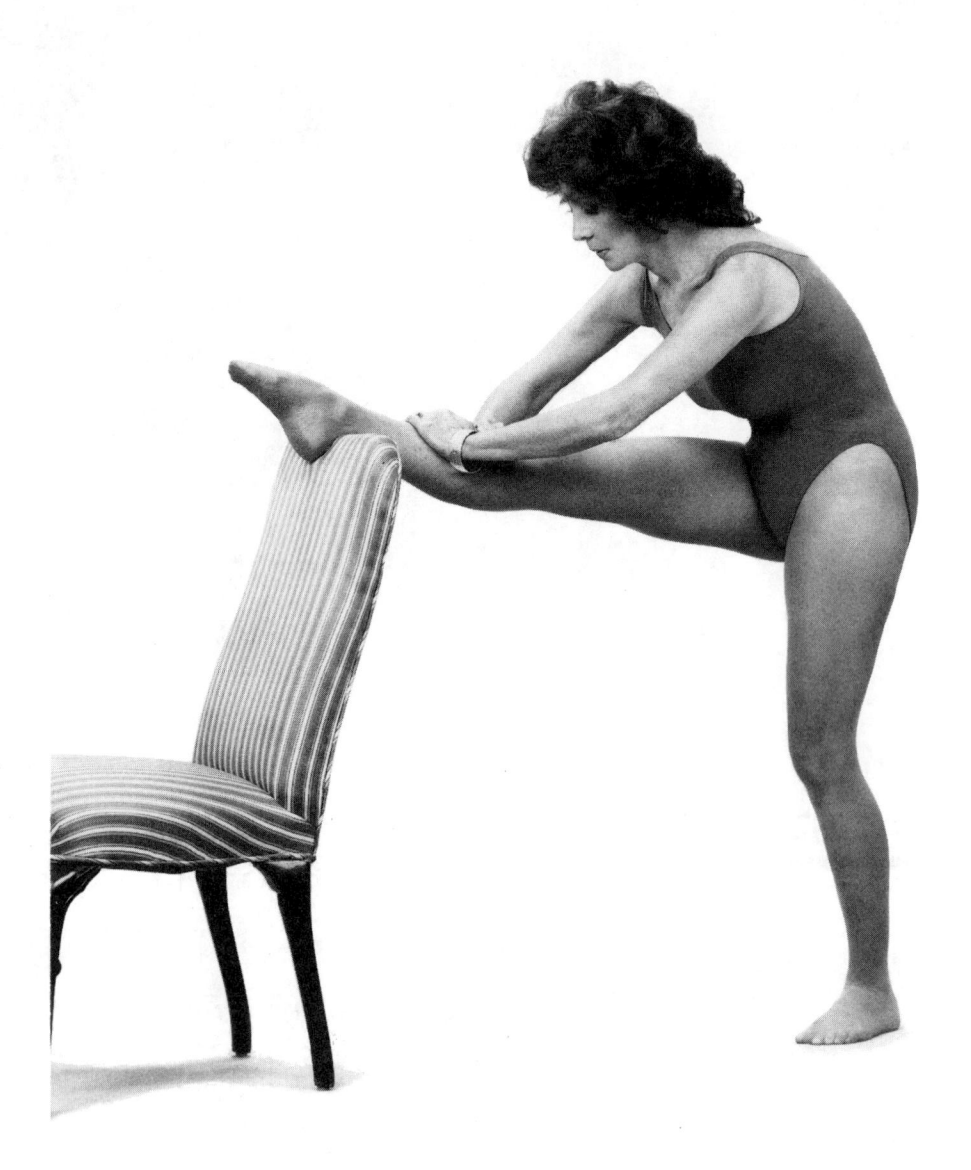

HINWEIS: Sie brauchen auf Ihre bisherige Stütze nur ein dickes Buch oder ein festes Polster zu legen – nur rutschen darf es nicht. Natürlich können Sie sich ebenso ein höheres Stück Mobiliar aussuchen.
Am Anfang wird es schwierig sein, den Standfuß ganz gerade aufzusetzen. Wegen der Balance müssen Sie ihn dann etwas seitwärts stellen – doch später geht es auch anders.

ACHTUNG

- Blockieren Sie nicht beide Knie.
- Die Hände niemals auf das Knie legen.
- Nicht mit Nacken oder Rumpf wippen.
- Drücken Sie das gestreckte Bein nicht mit den Händen nieder.
- Nacken und Schultern nicht anspannen.
- Die Stütze soll bequem und nicht *zu* hoch sein.

Wiederholungen nach beiden Seiten									
1.Tag	2.Tag	3.Tag	4.Tag	5.Tag	6.Tag	7.Tag	8.Tag	9.Tag	10.Tag 40
11.Tag 45	12.Tag 45	13.Tag 50	14.Tag 50	15.Tag 50	16.Tag 50	17.Tag	18.Tag	19.Tag	20.Tag
21.Tag	22.Tag	23.Tag	24.Tag	25.Tag	26.Tag	27.Tag	28.Tag	29.Tag	30.Tag

Knie- und Wadenstreckung

Ausführung
■ Wie in Phase II, aber wenn Sie Ihr Bein strecken können, dann halten Sie es jetzt an der Fessel fest. Wenn es so weit noch nicht reicht, ergreifen Sie es an der Wade. Jedenfalls sollten sie versuchen, es näher zur Brust zu bringen. Und das auf beiden Seiten.

HINWEIS: Wenn Ihre Muskeln hinreichend gedehnt sind, können Sie die Zehen zu beugen versuchen: Das wirkt auch auf die Wadenmuskeln.

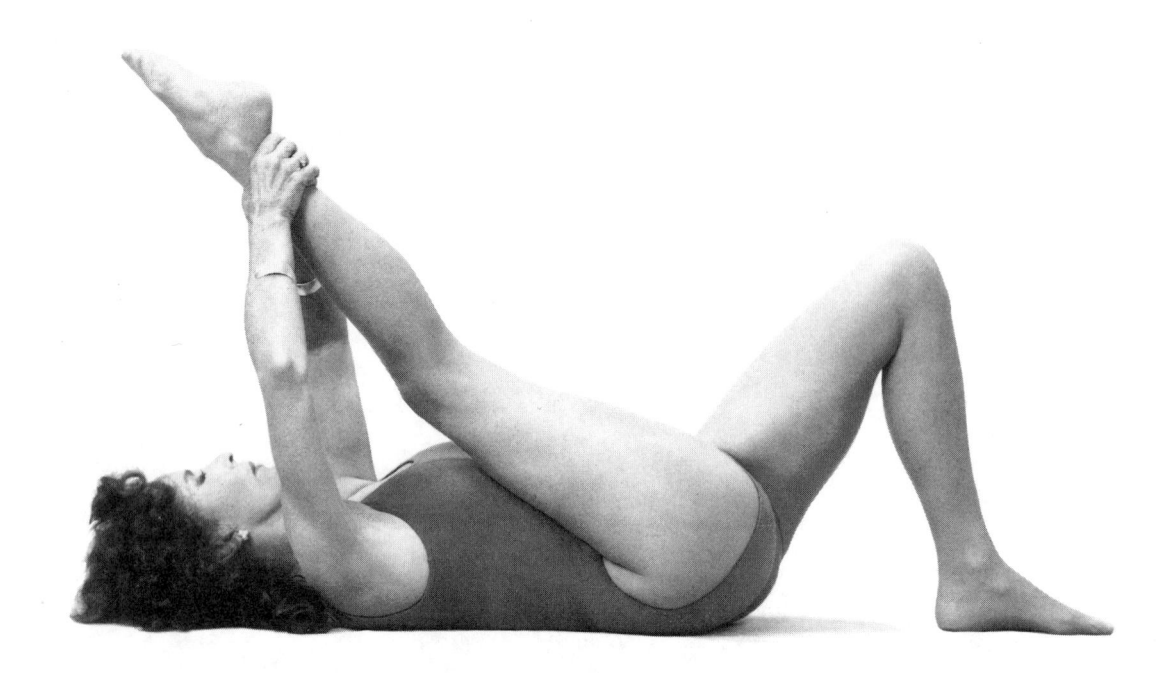

ACHTUNG

- Nicht wippen.
- Das gestreckte Bein nicht mit Gewalt herausziehen.
- Und auch nicht zur Streckung zwingen.
- Bleiben Sie locker im Nacken.

Wiederholungen nach beiden Seiten									
1.Tag	2.Tag	3.Tag	4.Tag	5.Tag	6.Tag	7.Tag	8.Tag	9.Tag	10.Tag 50
11.Tag 55	12.Tag 60	13.Tag 65	14.Tag 70	15.Tag 75	16.Tag 75	17.Tag	18.Tag	19.Tag	20.Tag
21.Tag	22.Tag	23.Tag	24.Tag	25.Tag	26.Tag	27.Tag	28.Tag	29.Tag	30.Tag

Standstreckung

Ausführung

- Ebenso wie in Phase II. Kippen Sie das Becken hoch, und versuchen Sie, das Knie so weit zurück zu führen, daß es auf die Höhe des anderen kommt. Rechts wie links.

HINWEIS: Je besser das Stretching der Schenkel wird, desto höher können Sie das Becken kippen und das Knie nach unten bringen. Das ist ein fortlaufender Prozeß.

ACHTUNG

- Der gebeugte Fuß darf nicht den Po berühren.
- Drücken Sie weder das Kreuz durch noch den Bauch heraus.
- Die Ellbogen und das Knie des Standbeins bleiben locker.

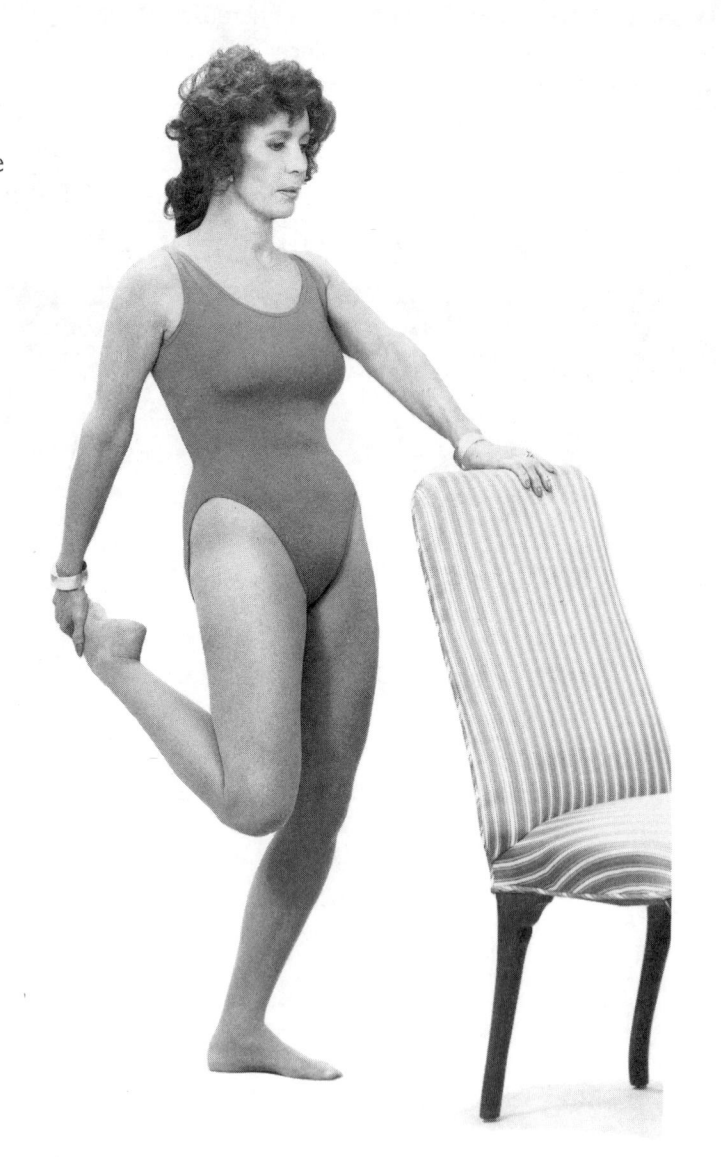

Zählen Sie auf jeder Seite bis									
1.Tag	2.Tag	3.Tag	4.Tag	5.Tag	6.Tag	7.Tag	8.Tag	9.Tag	10.Tag 40
11.Tag 45	12.Tag 45	13.Tag 50	14.Tag 50	15.Tag 50	16.Tag 50	17.Tag	18.Tag	19.Tag	20.Tag
21.Tag	22.Tag	23.Tag	24.Tag	25.Tag	26.Tag	27.Tag	28.Tag	29.Tag	30.Tag

Schenkeldruck innen

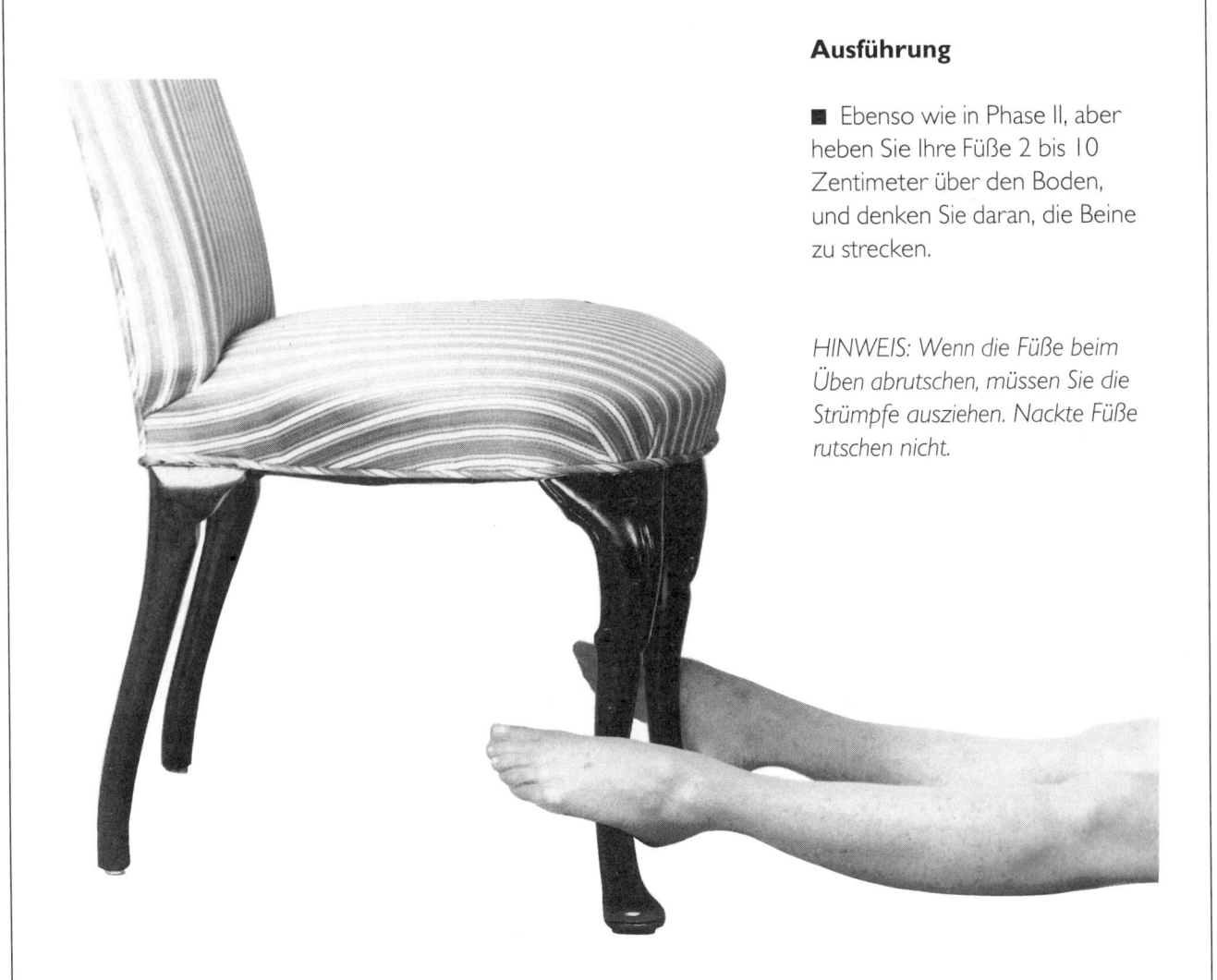

Ausführung

■ Ebenso wie in Phase II, aber heben Sie Ihre Füße 2 bis 10 Zentimeter über den Boden, und denken Sie daran, die Beine zu strecken.

HINWEIS: Wenn die Füße beim Üben abrutschen, müssen Sie die Strümpfe ausziehen. Nackte Füße rutschen nicht.

ACHTUNG

■ Nicht zupressen und nachgeben – den Druck halten.
■ Verkrampfen Sie die Schultern nicht.
■ Die Knie nicht blockieren.

Zählen Sie bis					
1.Tag	2.Tag	3.Tag	4.Tag	5.Tag	6.Tag
7.Tag	8.Tag	9.Tag	10.Tag 75	11.Tag 75	12.Tag 75
13.Tag 75	14.Tag 75	15.Tag 75	16.Tag 75	17.Tag	18.Tag
19.Tag	20.Tag	21.Tag	22.Tag	23.Tag	24.Tag
25.Tag	26.Tag	27.Tag	28.Tag	29.Tag	30.Tag

Po, Hüfte und Außenschenkel

Hochstreckung sitzend

Ausführung

- Nehmen Sie die gleiche Position ein wie in Phase II, legen Sie die linke Hand auf die Stütze, aber die rechte auf Ihre rechte Hüfte.
- Drehen Sie die rechte Hüfte vorwärts, und rollen Sie sie mit der rechten Hand so weit nach vorn, daß die beiden Hüften gerade und parallel zur Stütze stehen. Der rechte Fuß sollte sich dabei höher noch als das Knie vom Boden heben – sonst müssen Sie mit der Hand nachhelfen.

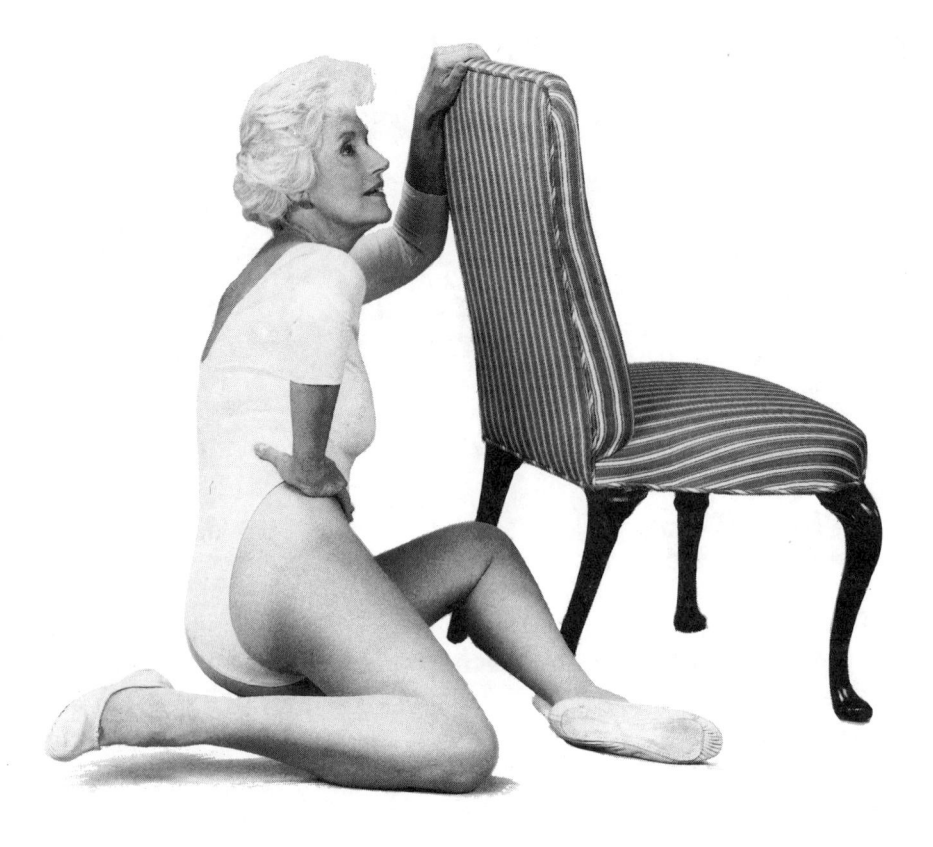

■ Halten Sie die Hüfte in Position, wenn Sie nun die rechte Hand auf die Stütze legen. Lehnen Sie sich so weit wie nötig zur Gegenseite, und heben Sie das rechte Knie in einer Linie mit der Hüfte etwa 10 Zentimeter empor. Der Fuß ist immer noch höher als das Knie, das Sie nun sanft um 2 bis 6 Millimeter zurück und vor bewegen. Es darf sich dabei aber nicht bis vor in die Ausgangsposition bewegen! Nach den Impulsen senken Sie das Bein langsam zu Boden. Wechseln Sie die Seite, und wiederholen Sie das Ganze links.

HINWEIS: Arbeiten Sie sich allmählich auf die angegebene Übungszahl vor – machen Sie Pausen, wechseln Sie die Seiten, ganz nach Ihrem Tempo.

ACHTUNG

■ Den Po nicht herausstrecken.
■ Halten Sie den ganzen Körper und besonders die Schultern entspannt.
■ Drücken Sie den Bauch nicht heraus.
■ Nicht den Rücken wölben.

Wiederholungen nach beiden Seiten									
1.Tag	2.Tag	3.Tag	4.Tag	5.Tag	6.Tag	7.Tag	8.Tag	9.Tag	10.Tag **50**
11.Tag **55**	12.Tag **60**	13.Tag **65**	14.Tag **70**	15.Tag **75**	16.Tag **75**	17.Tag	18.Tag	19.Tag	20.Tag
21.Tag	22.Tag	23.Tag	24.Tag	25.Tag	26.Tag	27.Tag	28.Tag	29.Tag	30.Tag

Seitstreckung sitzend

Ausführung

■ Sie nehmen die gleiche Position ein wie in Phase II, aber Sie legen die linke Hand auf die parallele Stütze und plazieren den Fuß weiter weg vom Körper. Mit der rechten Hand rollen Sie die rechte Hüfte sanft nach vorn. Dann ergreifen Sie die Stütze mit beiden Händen und lehnen sich so weit zur Seite, daß Sie Ihr Bein um 3 bis 8 Zentimeter anheben können. Sie strecken das Bein, so weit es geht, und fahren fort wie in Phase II. Rechts ebenso wie links.

HINWEIS: Passen Sie auf, daß Ihr Bein in einer Linie direkt mit der Hüfte zur Seite gestreckt ist. Man neigt dazu, es etwas nach vorn zu führen, aber das bringt nicht das gewünschte Ergebnis.

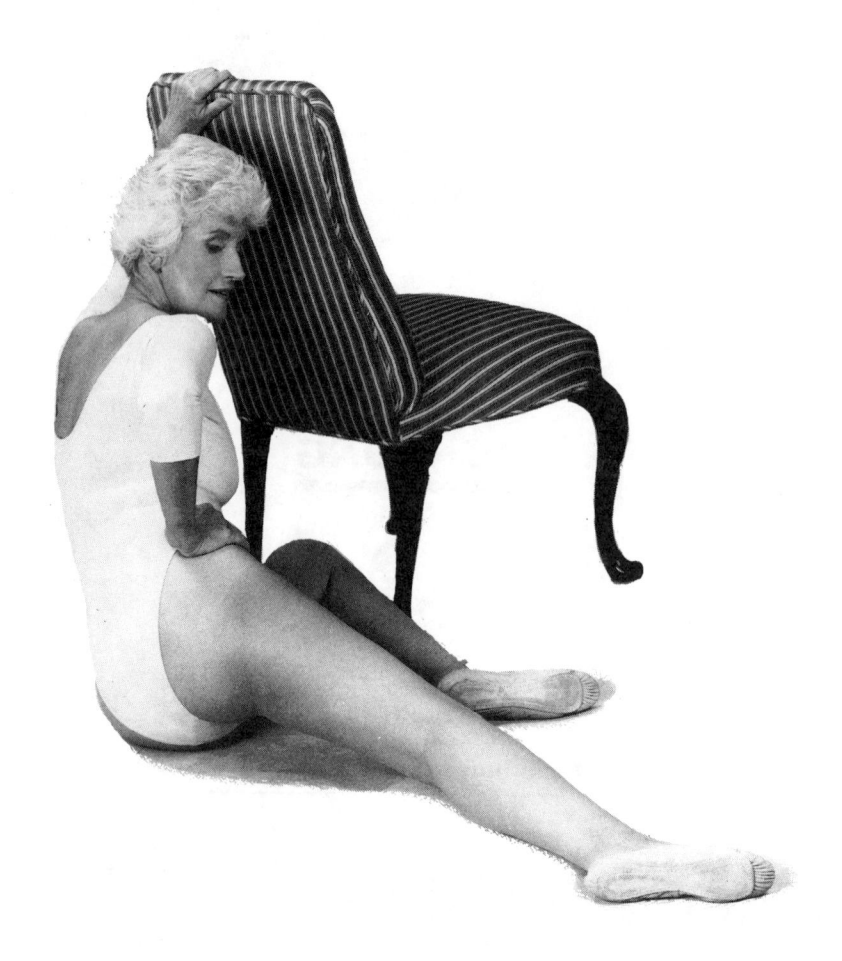

ACHTUNG

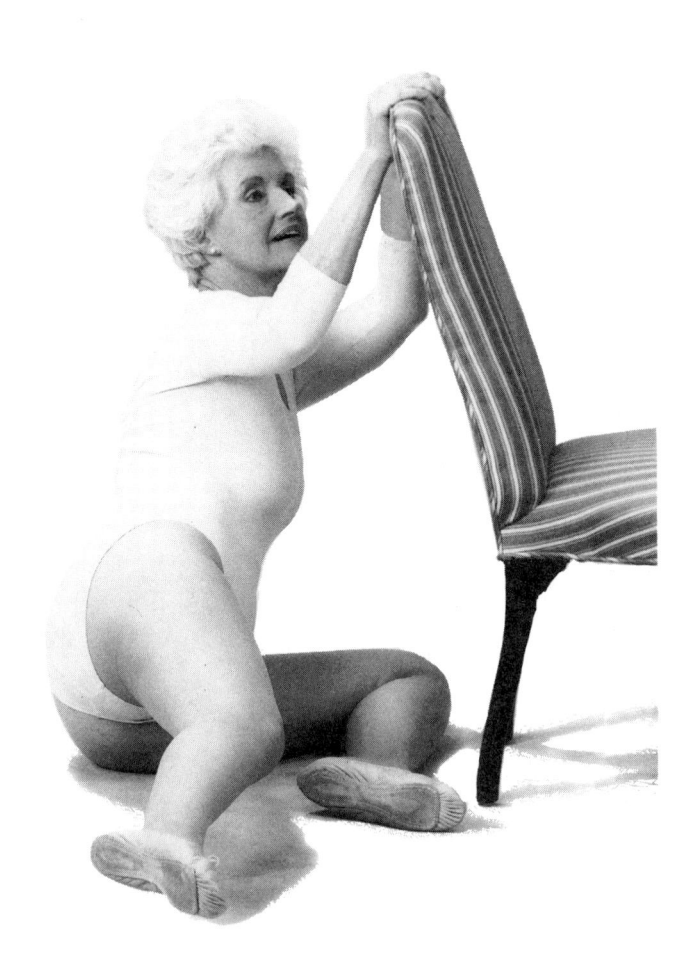

- Strecken Sie nicht den Bauch heraus.
- Fallen Sie nicht ins Kreuz.
- Verspannen Sie Nacken und Schultern nicht.
- Blockieren Sie nicht die Knie.

Wiederholungen nach beiden Seiten									
1.Tag	2.Tag	3.Tag	4.Tag	5.Tag	6.Tag	7.Tag	8.Tag	9.Tag	10.Tag 50
11.Tag 55	12.Tag 60	13.Tag 65	14.Tag 70	15.Tag 75	16.Tag 75	17.Tag	18.Tag	19.Tag	20.Tag
21.Tag	22.Tag	23.Tag	24.Tag	25.Tag	26.Tag	27.Tag	28.Tag	29.Tag	30.Tag

Beckenrotation

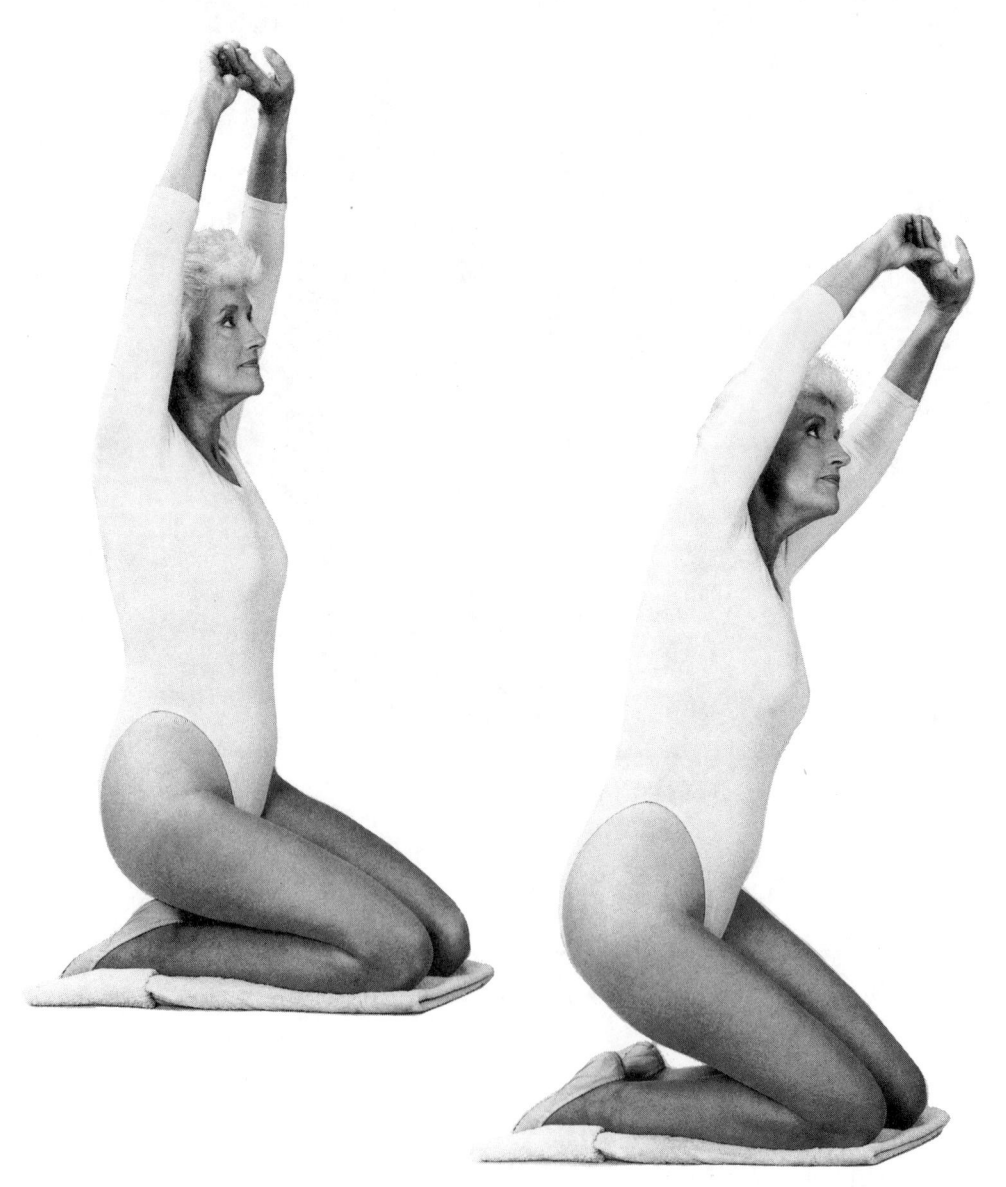

Ausführung

■ Sie sitzen mit geschlossenen Knien auf den Fersen und halten das Rückgrat aufrecht. Wie in Phase II nehmen Sie die Arme über den Kopf. Nun heben Sie den Körper um etwa 10 Zentimeter gerade von den Fersen hoch – oder ein bißchen mehr, wenn nötig. Dann rotieren Sie mit dem Becken wie in Phase I. Und dann ebenso in der Gegenrichtung.

HINWEIS: Es ist wichtig, daß Sie nur nach Ihrem eigenen Tempo vorgehen; scheuen Sie keine Verschnaufpausen.

ACHTUNG

- Bitte kein Hohlkreuz.
- Und nicht den Bauch herausstrecken.
- Versuchen Sie nicht, zu viel zu schnell zu erreichen.

Wiederholungen in beide Richtungen									
1.Tag	2.Tag	3.Tag	4.Tag	5.Tag	6.Tag	7.Tag	8.Tag	9.Tag	10.Tag 4
11.Tag 4	12.Tag 4	13.Tag 4	14.Tag 4	15.Tag 4	16.Tag 4	17.Tag	18.Tag	19.Tag	20.Tag
21.Tag	22.Tag	23.Tag	24.Tag	25.Tag	26.Tag	27.Tag	28.Tag	29.Tag	30.Tag

Beckenschaufel

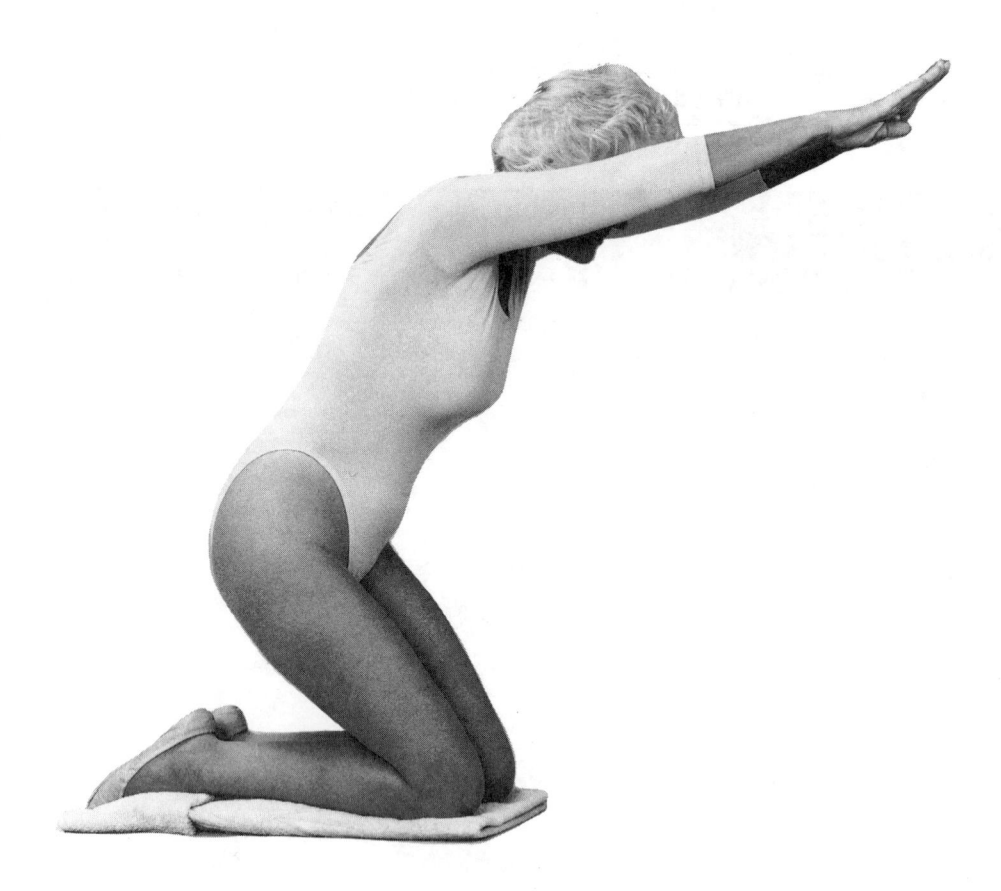

Ausführung

■ Ebenso wie in Phase II, jedoch mit geschlossenen Knien. Senken Sie den Körper um 15 bis 20 Zentimeter.

HINWEIS: Nach einiger Übung werden Ihre Bewegungen fließender. Dann werden Sie die Knie leicht zusammenhalten und die Wadenmuskeln locker entspannen können.

ACHTUNG

■ Wölben Sie den Rücken nicht.
■ Reißen Sie das Becken nicht hoch.

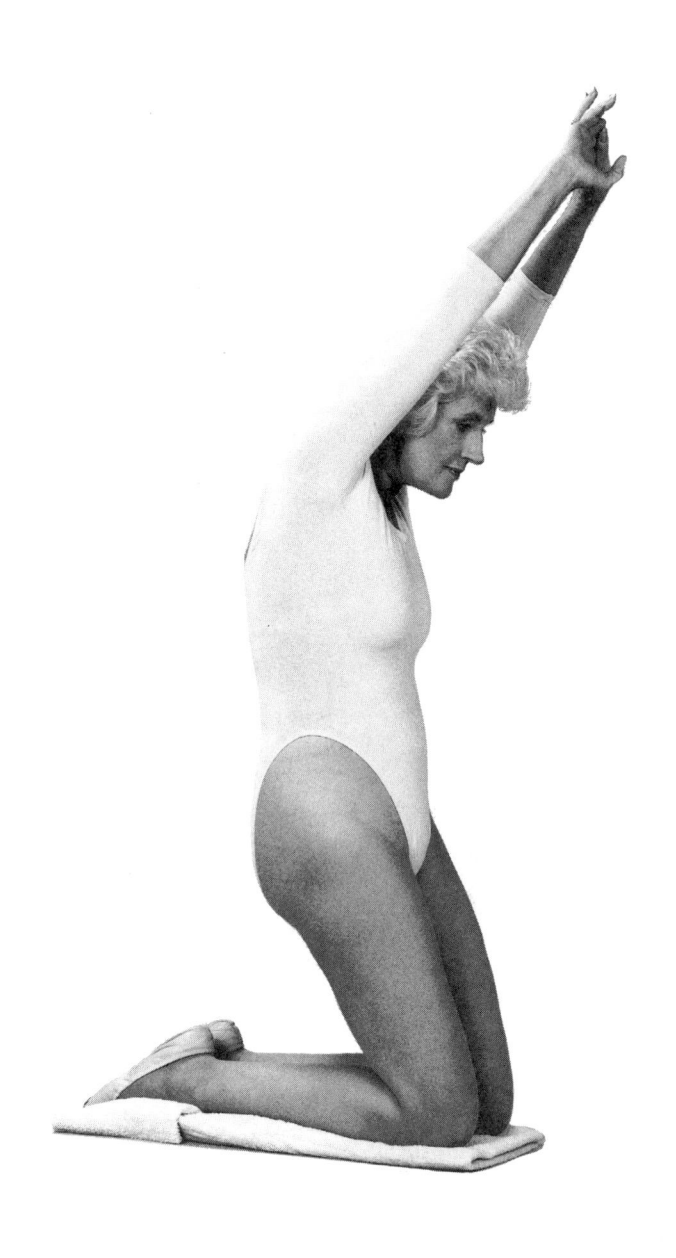

Wiederholungen										
1.Tag	2.Tag	3.Tag	4.Tag	5.Tag	6.Tag	7.Tag	8.Tag	9.Tag	10.Tag 4
11.Tag 4	12.Tag 4	13.Tag 4	14.Tag 4	15.Tag 4	16.Tag 4	17.Tag	18.Tag	19.Tag	20.Tag
21.Tag	22.Tag	23.Tag	24.Tag	25.Tag	26.Tag	27.Tag	28.Tag	29.Tag	30.Tag

Schenkelstraffung vorn

Ausführung

- Ebenso wie in Phase II. Wenn Sie sich so weit gestreckt haben, daß Sie vorn in den Schenkeln ein leichtes Ziehen spüren, kippen Sie das Becken noch höher und heben den Po um höchstens 2 Zentimeter von den Fersen. In dieser Position zählen Sie.
- Entspannen Sie dann die Pomuskeln, und setzen Sie sich sacht wieder auf die Fersen. Dann genießen Sie das Relaxing im ganzen Körper.

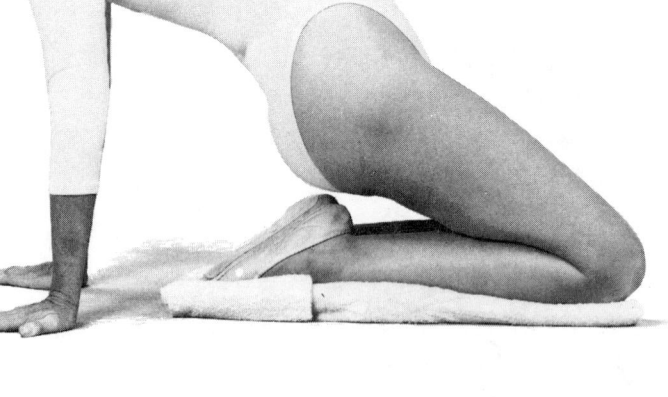

ACHTUNG

- Den Rücken nicht wölben, und den Bauch nicht herausstrecken.
- Lassen Sie den Kopf nicht zurückfallen.
- Den Körper locker halten.
- Schultern nicht hochziehen, und den Nacken nicht verspannen.

Zählen Sie bis					
1.Tag	2.Tag	3.Tag	4.Tag	5.Tag	6.Tag
7.Tag	8.Tag	9.Tag	10.Tag 30	11.Tag 30	12.Tag 30
13.Tag 30	14.Tag 30	15.Tag 30	16.Tag 30	17.Tag	18.Tag
19.Tag	20.Tag	21.Tag	22.Tag	23.Tag	24.Tag
25.Tag	26.Tag	27.Tag	28.Tag	29.Tag	30.Tag

Wirbelsäulenstreckung

Ausführung

■ Wie in Phase II, aber versuchen Sie, den rechten Zeh zu Boden zu bringen. Dann bewegen Sie wie gewohnt Ihr rechtes Knie 2 Millimeter zum Boden zurück. Ebenso auf der anderen Seite.

ACHTUNG

■ Heben Sie die Schultern nicht vom Boden.
■ Heben Sie die Ellbogen nicht vom Boden.
■ Wenden Sie den Kopf nicht zur Seite.
■ Bewegen Sie das Knie nicht ruckweise.
■ Forcieren Sie die Streckung nicht.

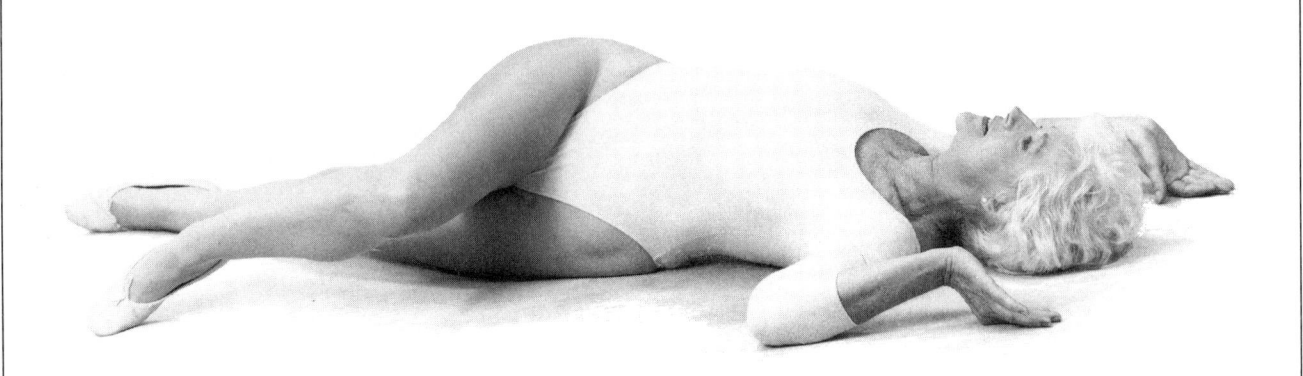

HINWEIS: Wenn sich Ihre Muskeln erst einmal strecken, werden Sie diese Übung richtig genießen!

Wiederholungen nach beiden Seiten									
1.Tag	2.Tag	3.Tag	4.Tag	5.Tag	6.Tag	7.Tag	8.Tag	9.Tag	10.Tag 30
11.Tag 35	12.Tag 35	13.Tag 40	14.Tag 40	15.Tag 45	16.Tag 45	17.Tag	18.Tag	19.Tag	20.Tag
21.Tag	22.Tag	23.Tag	24.Tag	25.Tag	26.Tag	27.Tag	28.Tag	29.Tag	30.Tag

Phase 4

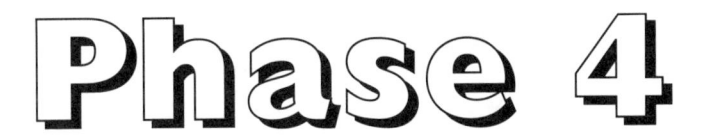

17. – 30. Tag

Sie kommen nun in die letzte und intensivste Phase von Callanetics Countdown. Denn jetzt arbeiten Sie mit maximaler Leistungsfähigkeit, und das bringt natürlich auch die aufregendsten Veränderungen in Ihrem Körper hervor. Wenn Sie dabei so kräftig werden, daß Ihnen die Übungen auch bei der höchsten Wiederholungszahl zu leichtfallen, dann können Sie noch ein paar Abänderungen einbauen.

Für den **Bauch**: Machen Sie den Körper noch mehr rund.

Für **Beine und Innenschenkel**: Kippen Sie das Becken höher, steigern Sie die Anzahl der Wiederholungen, führen Sie die Bewegungen noch langsamer aus.

Für **Po, Hüften und Außenschenkel**: Halten Sie den Rumpf ganz gerade, steigern Sie die Wiederholungen um jeweils 10.

Am Ende dieses Buches werden Sie einige Vorschläge finden, wie Sie Callanetics in Ihren Alltag integrieren können – egal, wie beschäftigt Sie sein mögen. Doch erst einmal sollten Sie sich über die neugewonnene mentale und physische Kraft freuen und über die wunderbare Art, wie Ihr Körper nun arbeitet. Sie haben es erreicht – nun geben Sie auch ruhig ein wenig damit an.

Zum Aufwärmen

Unterarmstraffung

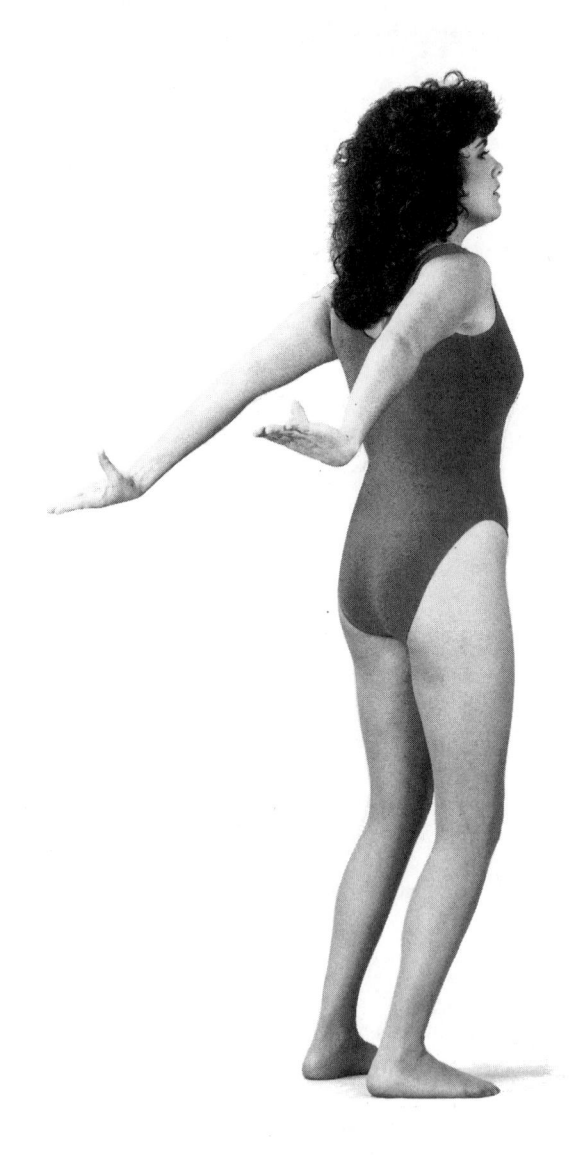

Ausführung

■ Wiederholen Sie die Übung der Phase III, aber straffen Sie den Po, kippen Sie das Becken hoch, und beugen Sie die Knie nur wenig. Versuchen Sie, die Arme höher zu halten als zuvor.

HINWEIS: Je kräftiger die Muskeln werden, desto besser können Sie Ihr Becken kippen. Auch die Arme lassen sich leichter gerade halten, und die Ellbogen knicken nicht ein. Und weil Sie imstande sind, Arme und Handgelenke und Hände stärker einzudrehen, können Sie auch die Arme höher führen und dabei aufrecht stehen. Dadurch arbeiten Ihre Muskeln tiefer, und die Partie zwischen den Schulterblättern wird besser gelockert.

ACHTUNG

- Ruckeln Sie nicht mit den Armen vor und zurück.
- Wölben Sie den Rücken nicht, strecken Sie nicht den Buch heraus.
- Die Ellbogen nicht blockieren.
- Die Schultern nicht verspannen.
- Die Knie nicht blockieren.

Wiederholungen									
1.Tag	2.Tag	3.Tag	4.Tag	5.Tag	6.Tag	7.Tag	8.Tag	9.Tag	10.Tag
11.Tag	12.Tag	13.Tag	14.Tag	15.Tag	16.Tag	17.Tag 75	18.Tag 85	19.Tag 100	20.Tag 100
21.Tag 100	22.Tag 100	23.Tag 100	24.Tag 100	25.Tag 100	26.Tag 100	27.Tag 100	28.Tag 100	29.Tag 100	30.Tag 100

Hüftstreckung

Ausführung

■ Ebenso wie in Phase III. Sie stehen ganz gerade, straffen den Po und kippen das Becken noch ein bißchen höher, ehe Sie sich zur Gegenseite neigen. Bemühen Sie sich, den gereckten Arm ganz dicht am Ohr zu halten. Üben Sie links wie rechts.

HINWEIS: Mit der Kräftigung der Muskeln merken Sie auch, daß Sie das Becken höher kippen und sich weiter zur Seite neigen können. Allmählich wird es Ihnen auch gelingen, die Beine gerade und entspannt zu halten und den Arm gestreckt gerade am Ohr. Dabei nehmen Sie immer deutlicher das wunderbare Stretching der Wirbelsäule wahr.

ACHTUNG

■ Wippen Sie nicht.
■ Verspannen Sie nicht Nacken und Schultern.
■ Wölben Sie nicht das Kreuz, strecken Sie den Bauch nicht heraus.
■ Der aufgestützte Ellbogen weist nicht nach vorn oder hinten, sondern zur Seite.
■ Blockieren Sie nicht die Knie.

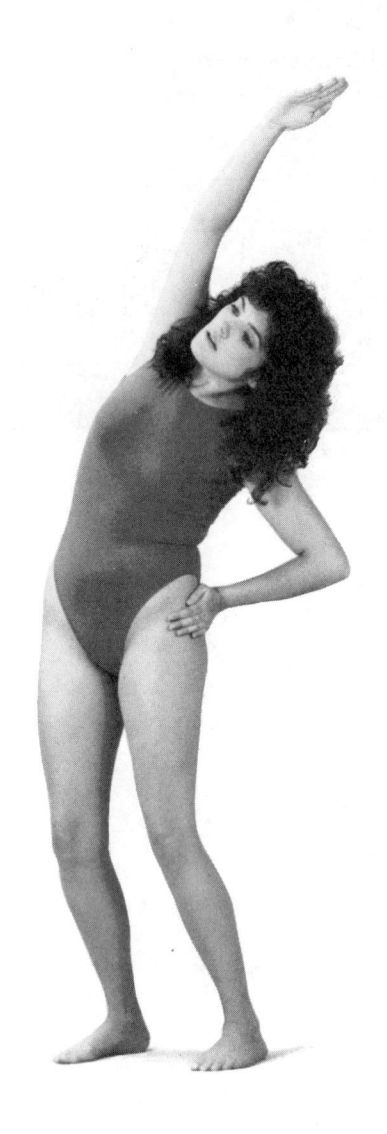

Wiederholungen nach beiden Seiten									
1.Tag	2.Tag	3.Tag	4.Tag	5.Tag	6.Tag	7.Tag	8.Tag	9.Tag	10.Tag
11.Tag	12.Tag	13.Tag	14.Tag	15.Tag	16.Tag	17.Tag 75	18.Tag 85	19.Tag 100	20.Tag 100
21.Tag 100	22.Tag 100	23.Tag 100	24.Tag 100	25.Tag 100	26.Tag 100	27.Tag 100	28.Tag 100	29.Tag 100	30.Tag 100

Nackenlockerung I

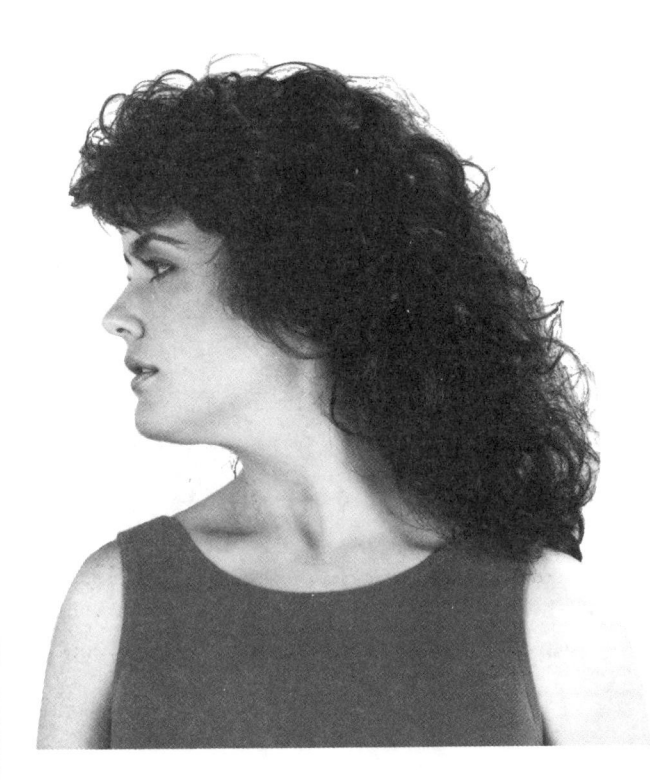

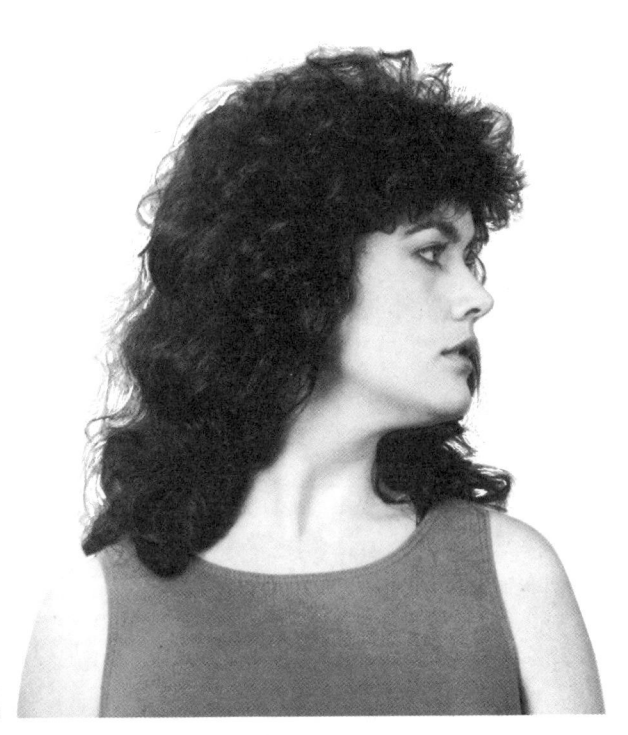

Ausführung
- Ebenso wie in Phase III.

HINWEIS: Je lockerer die Muskeln werden, desto besser können Sie das Becken kippen, um das Rückgrat zu strecken, und desto weniger brauchen Sie die Knie zu beugen.

ACHTUNG

- Drehen Sie weder den Körper noch die Schultern.
- Blockieren Sie die Knie nicht.
- Verspannen Sie Nacken und Schultern nicht.
- Weder Po noch Bauch herausstrecken.

Wiederholungen nach beiden Seiten									
1.Tag	2.Tag	3.Tag	4.Tag	5.Tag	6.Tag	7.Tag	8.Tag	9.Tag	10.Tag
11.Tag	12.Tag	13.Tag	14.Tag	15.Tag	16.Tag	17.Tag 5	18.Tag 5	19.Tag 5	20.Tag 5
21.Tag 5	22.Tag 5	23.Tag 5	24.Tag 5	25.Tag 5	26.Tag 5	27.Tag 5	28.Tag 5	29.Tag 5	30.Tag 5

Nackenlockerung 2

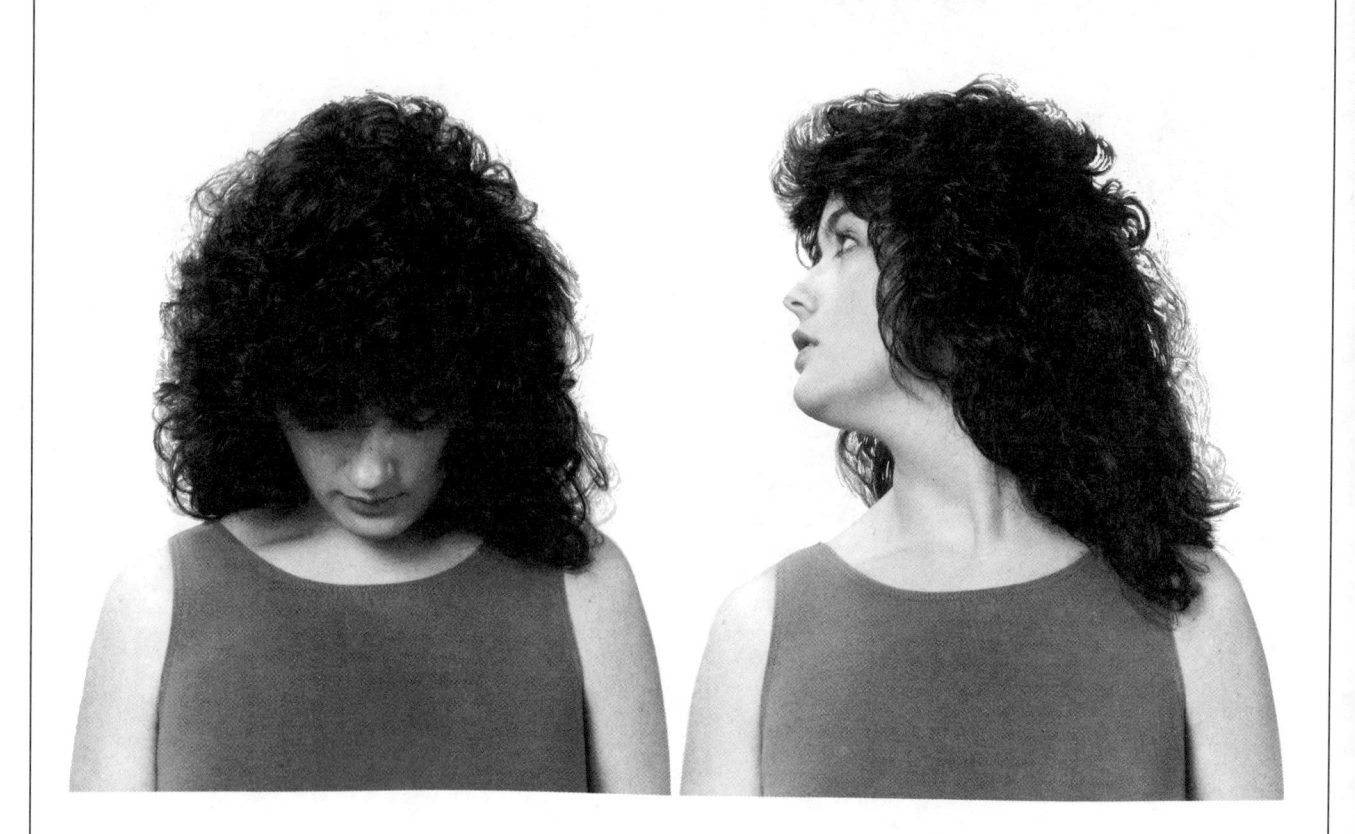

Ausführung

■ Genau wie in Phase III, aber versuchen Sie, das Becken höher zu kippen und die Knie weniger zu beugen.

ACHTUNG

■ Keine harten und abrupten Bewegungen.
■ Ziehen Sie die Schultern nicht hoch oder an.
■ Verkrampfen Sie die Kinnlade nicht.
■ Die Knie nicht blockieren.
■ Nicht den Bauch herausstrecken, nicht den Rücken wölben.

Wiederholungen nach beiden Seiten									
1.Tag	2.Tag	3.Tag	4.Tag	5.Tag	6.Tag	7.Tag	8.Tag	9.Tag	10.Tag
11.Tag	12.Tag	13.Tag	14.Tag	15.Tag	16.Tag	17.Tag 5	18.Tag 5	19.Tag 5	20.Tag 5
21.Tag 5	22.Tag 5	23.Tag 5	24.Tag 5	25.Tag 5	26.Tag 5	27.Tag 5	28.Tag 5	29.Tag 5	30.Tag 5

Der Bauch

Kniebogen

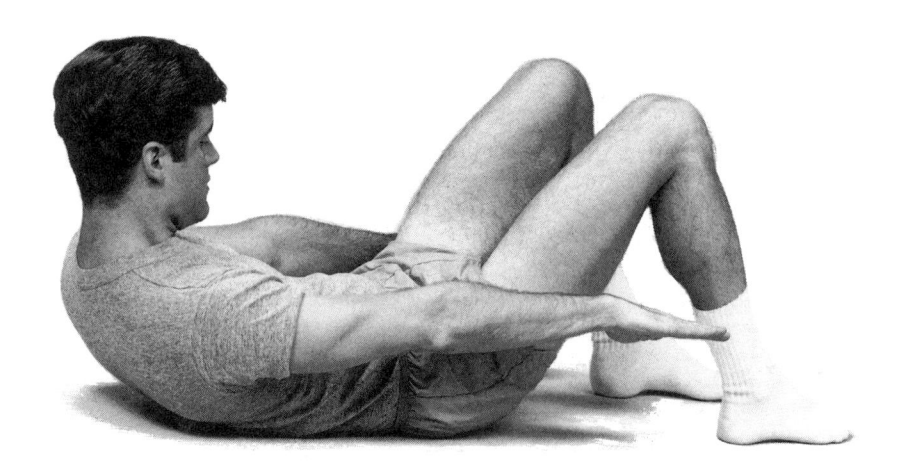

Ausführung

■ Sie wiederholen die Übung der Phase II, doch wenn Sie den Bogen nicht mehr enger schließen können, lösen Sie die Hände von den Beinen und strecken sie seitlich von den Beinen weit, gerade und parallel zum Boden nach vorn. Versuchen Sie, die Beine locker und entspannt zu lassen.

HINWEIS: Indem Sie sich nach oben runden, strecken Sie sacht den Nacken und die Partie zwischen den Schulterblättern und befreien den Rücken von Verspannungen. Arbeiten Sie nur mit den Bauchmuskeln! Wenn Sie richtig entspannen, fühlt sich Ihr Körper locker wie eine Stoffpuppe. Sobald sich Ihre Nackenmuskeln weiter dehnen, werden Sie das an den Seiten vorübergehend deutlich spüren: Es sind genau jene Muskeln, die Ihrem Nacken eine schlanke, königliche Haltung verleihen.

ACHTUNG

- Schaukeln Sie nicht den ganzen Körper hin und her.
- Verkrampfen Sie nicht die Pobacken.
- Ruckeln Sie nicht mit dem Kopf, heben Sie ihn nicht hoch.
- Ziehen Sie die Bauchmuskeln nicht ein.
- Halten Sie den Atem nicht an.
- Heben Sie nie den Kopf zuerst.
- Es genügt nicht, die Arme zu bewegen.

Wiederholungen									
1.Tag	2.Tag	3.Tag	4.Tag	5.Tag	6.Tag	7.Tag	8.Tag	9.Tag	10.Tag
11.Tag	12.Tag	13.Tag	14.Tag	15.Tag	16.Tag	17.Tag 100	18.Tag 1000	19.Tag 100	20.Tag 100
21.Tag 100	22.Tag 100	23.Tag 100	24.Tag 100	25.Tag 100	26.Tag 100	27.Tag 100	28.Tag 100	29.Tag 100	30.Tag 100

Hebungen mit einem Bein

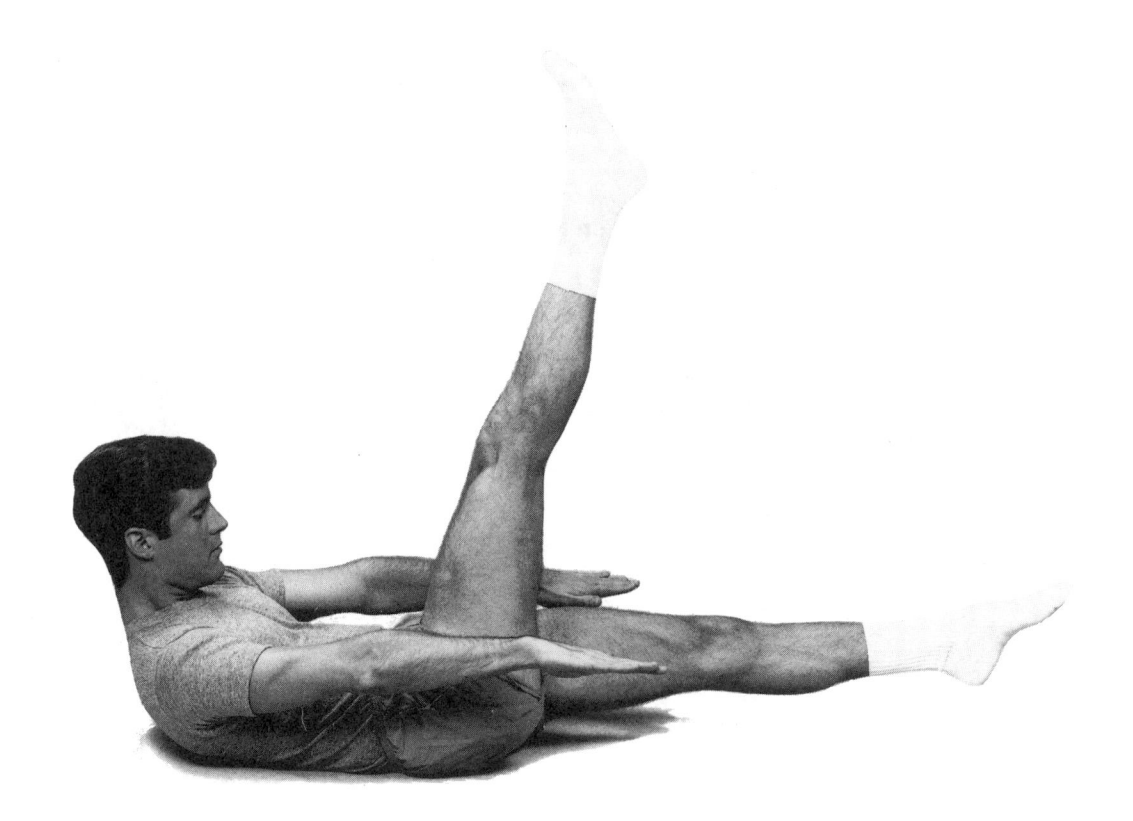

Ausführung

■ Ebenso wie in Phase III, aber versuchen Sie, sich noch weiter zu runden und das gestreckte Bein noch ein paar Zentimeter höher zu bringen. Es soll vollkommen gerade und entspannt sein. Und Sie brauchen sich nur um 2 Millimeter zu bewegen. Aber natürlich auf beiden Seiten.

HINWEIS: Wenn Sie an Kraft gewinnen, können Sie die Nase dichter zu den Rippen recken und dadurch die Bauchmuskulatur intensiver durcharbeiten.

ACHTUNG

- Zehen, Knie und Beine nicht anspannen.
- Das erhobene Bein nicht zum Kopf ziehen, sondern den Kopf zum Bein hin runden.
- Nicht mit dem ganzen Körper schaukeln.
- Nicht mit dem Kopf zucken.
- Den Körper nicht nach oben öffnen.
- Die Bauchmuskeln nicht anspannen.
- Den Po nicht krampfhaft strammziehen.
- Hände und Arme bewegen sich nur mit dem Körper.

Wiederholungen nach beiden Seiten									
1.Tag	2.Tag	3.Tag	4.Tag	5.Tag	6.Tag	7.Tag	8.Tag	9.Tag	10.Tag
11.Tag	12.Tag	13.Tag	14.Tag	15.Tag	16.Tag	17.Tag **100**	18.Tag **100**	19.Tag **100**	20.Tag **100**
21.Tag **100**	22.Tag **100**	23.Tag **100**	24.Tag **100**	25.Tag **100**	26.Tag **100**	27.Tag **100**	28.Tag **100**	29.Tag **100**	30.Tag **100**

Hebungen mit beiden Beinen

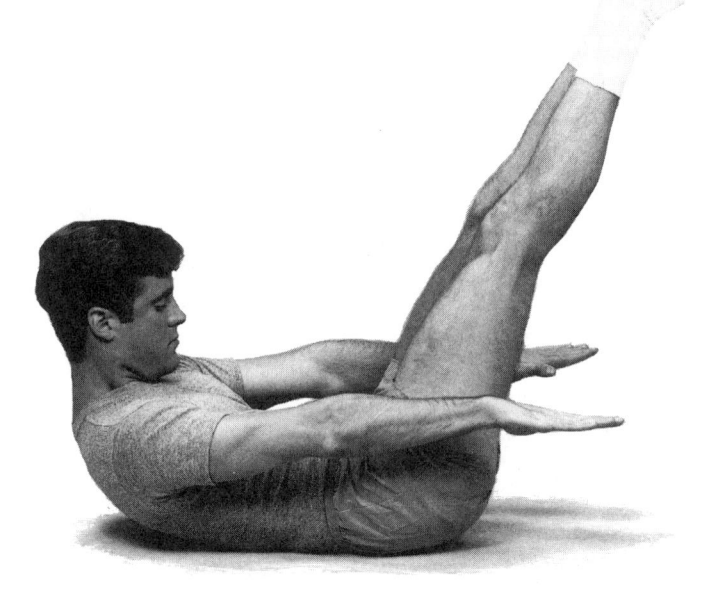

Ausführung

■ Wie in Phase III, aber senken Sie die Beine sehr langsam und nicht mehr als 10 Zentimeter zum Boden.

HINWEIS: Jetzt beginnen Sie, wirklich schnelle Fortschritte zu erkennen, aber passen Sie auf, und senken Sie die Beine nicht so tief ab, daß ein Druck auf den unteren Rücken entsteht! Beginnen Sie ganz langsam, senken Sie die Beine jeweils nur um Millimeter – und spüren Sie einen Druck, dann heben Sie die Beine wieder um diese Millimeter. Gehen Sie behutsam voran, und finden Sie genau den Punkt, der noch angenehm, aber schon eine Herausforderung ist.

ACHTUNG

- Die Beine erst anheben, nachdem die Knie gebeugt sind.
- Beine, Knie und Zehen nicht spannen.
- Nicht mit dem Nacken ruckeln.
- Nacken und Schultern nicht verkrampfen.
- Nicht mit dem ganzen Körper hin und her schaukeln.

Wiederholungen									
1.Tag	2.Tag	3.Tag	4.Tag	5.Tag	6.Tag	7.Tag	8.Tag	9.Tag	10.Tag
11.Tag	12.Tag	13.Tag	14.Tag	15.Tag	16.Tag	17.Tag 100	18.Tag 100	19.Tag 100	20.Tag 100
21.Tag 100	22.Tag 100	23.Tag 100	24.Tag 100	25.Tag 100	26.Tag 100	27.Tag 100	28.Tag 100	29.Tag 100	30.Tag 100

Seitenbeugung

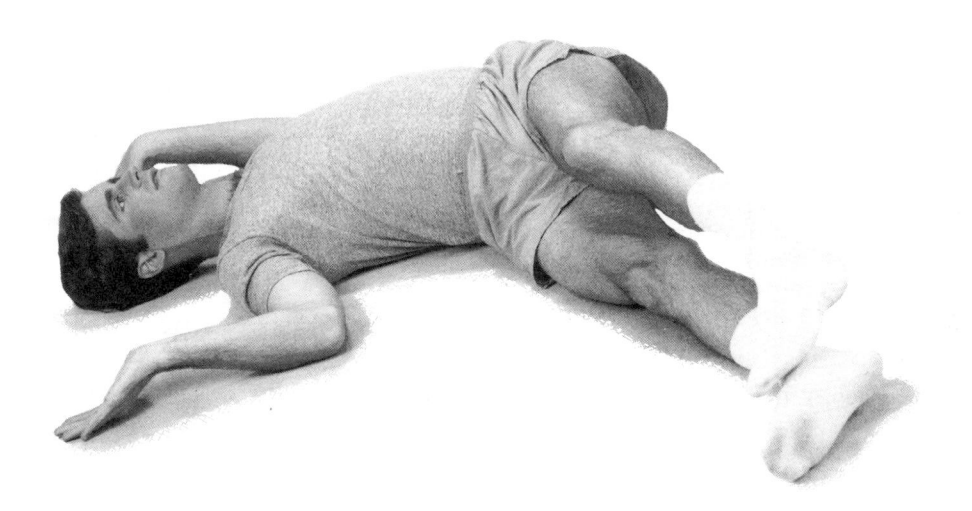

Ausführung

- Ebenso wie in Phase III.

HINWEIS: Mit zunehmendem Training werden Sie diese Streckungen mit Leichtigkeit ausführen und sich dabei immer rascher entspannen. Darum möchte ich Sie warnen: Seien Sie vorsichtig, wenn Sie anschließend eine Verabredung haben, Sie könnten sie verschlafen!

ACHTUNG

- Den Körper weder anspannen noch ruckweise bewegen.
- Gönnen Sie sich Zeit bei dieser Übung.

Zählen Sie auf jeder Seite bis										
1.Tag	2.Tag	3.Tag	4.Tag	5.Tag	6.Tag	7.Tag	8.Tag	9.Tag	10.Tag
11.Tag	12.Tag	13.Tag	14.Tag	15.Tag	16.Tag	17.Tag **60**	18.Tag **60**	19.Tag **60**	20.Tag **60**
21.Tag **60**	22.Tag **60**	23.Tag **60**	24.Tag **60**	25.Tag **60**	26.Tag **60**	27.Tag **60**	28.Tag **60**	29.Tag **60**	30.Tag **60**

Nackenbeuge I

Ausführung

- Genau wie in Phase I.

HINWEIS: Jetzt erst werden Sie richtig wahrnehmen, wie verspannt Nacken und Schultern vorher waren und wieviel Unbehagen das bereitete. Denken Sie immer daran: Sie können jahrelange Verspannungen durch ein paar Minuten täglicher Übung vertreiben.

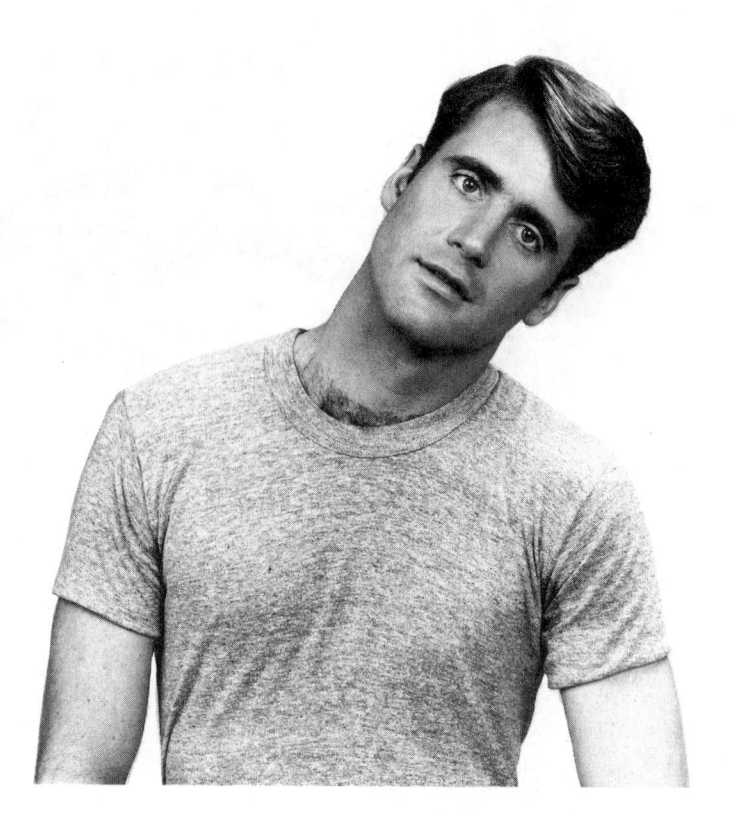

ACHTUNG

- Ziehen Sie die Schultern nicht hoch oder an.
- Keine ruckartigen Bewegungen.

Wiederholungen nach beiden Seiten									
1.Tag	2.Tag	3.Tag	4.Tag	5.Tag	6.Tag	7.Tag	8.Tag	9.Tag	10.Tag
11.Tag	12.Tag	13.Tag	14.Tag	15.Tag	16.Tag	17.Tag	18.Tag	19.Tag	20.Tag
21.Tag	22.Tag	23.Tag	24.Tag	25.Tag	26.Tag	27.Tag	28.Tag	29.Tag	30.Tag

Nackenbeuge 2

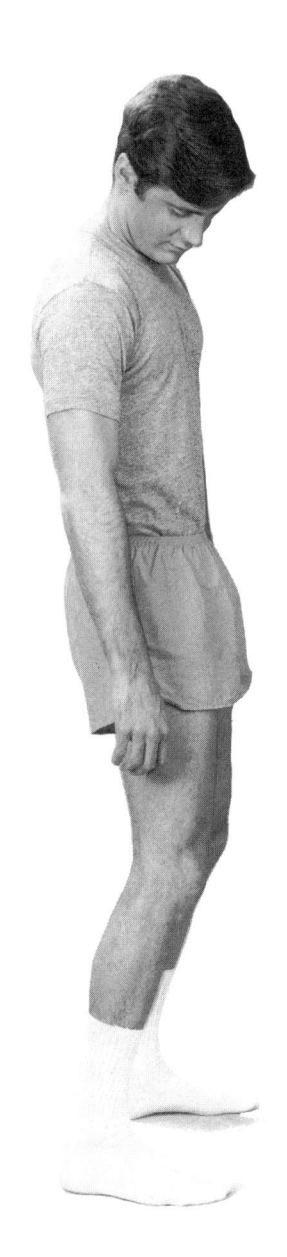

Ausführung

■ Wieder wie in Phase III. Wenn Ihre Muskeln sehr verdichtet sind, fühlen Sie das Stretching zwischen den Schulterblättern.

HINWEIS: Nutzen Sie jede Gelegenheit, Ihrem kostbaren Nacken diesen Gefallen zu tun: am Schreibtisch, beim Fernsehen, unter der Dusche, in einem Verkehrsstau! Sie haben den Nutzen davon, denn Sie fühlen sich erfrischt und entspannt.

ACHTUNG

■ Zwingen Sie Ihren Kopf nicht nach unten.
■ Spannen Sie die Schultern nicht an.

Wiederholungen nach beiden Seiten					
1.Tag	2.Tag	3.Tag	4.Tag	5.Tag	6.Tag
7.Tag	8.Tag	9.Tag	10.Tag	11.Tag	12.Tag
13.Tag	14.Tag	15.Tag	16.Tag	17.Tag I	18.Tag I
19.Tag I	20.Tag I	21.Tag I	22.Tag I	23.Tag I	24.Tag I
25.Tag I	26.Tag I	27.Tag I	28.Tag I	29.Tag I	30.Tag I

Beine und Innenschenkel
Beugen und Kippen

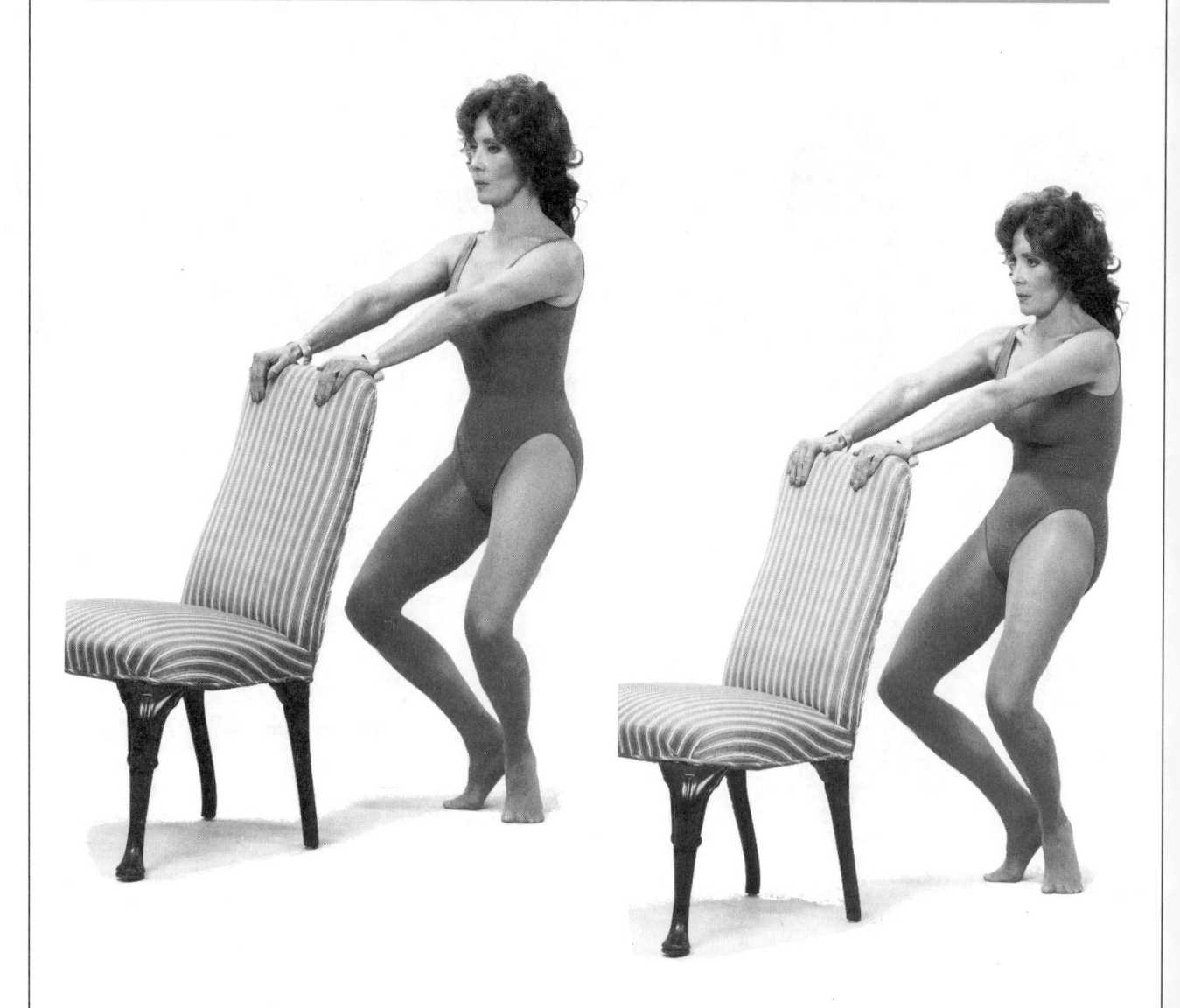

Ausführung

■ Wiederholen Sie wie in Phase III. Heben Sie die Fersen so hoch wie möglich, so daß Sie mit geschlossenen Fersen auf den Fußballen balancieren. Bewegen Sie sich weich aus einer Position in die nächste, ohne zum Zählen einzuhalten – denn in dieser Haltung ist die Kontraktion doppelt so groß! Wenn sie es schaffen, senken Sie sich noch einmal 3 bis 5 Zentimeter tiefer – aber der Po darf dabei nicht unter Kniehöhe kommen, sonst belasten Sie die Knie zu stark.

HINWEIS: Mit zunehmender Kraft verschwindet die Spannung in Ihrem Körper. Sie werden staunen, wie hoch Sie Ihr Becken kippen können! Sobald die Muskeln in Beinen, Zehen, Füßen, Fesseln und Waden stark sind, können Sie noch weiter nach unten gehen und so die Muskeln von Po und Bauch besser bearbeiten. Die Übung wir Ihnen dann immer leichterfallen. Sie bauen damit Ihre Kraft und Flexibilität auf und werden feststellen, daß Sie viel ausdauernder gehen und stehen können, ohne Ihre Füße zu belasten.

ACHTUNG

- Po und Bauch nicht herausstrecken.
- Den Po nie unter Kniehöhe senken.
- Die Fersen nicht absetzen.
- Nicht in den Schultern verspannen.

Wiederholungen									
1.Tag	2.Tag	3.Tag	4.Tag	5.Tag	6.Tag	7.Tag	8.Tag	9.Tag	10.Tag
11.Tag	12.Tag	13.Tag	14.Tag	15.Tag	16.Tag	17.Tag 7	18.Tag 8	19.Tag 9	20.Tag 10
21.Tag 10	22.Tag 10	23.Tag 10	24.Tag 10	25.Tag 10	26.Tag 10	27.Tag 10	28.Tag 10	29.Tag 10	30.Tag 10

Balance

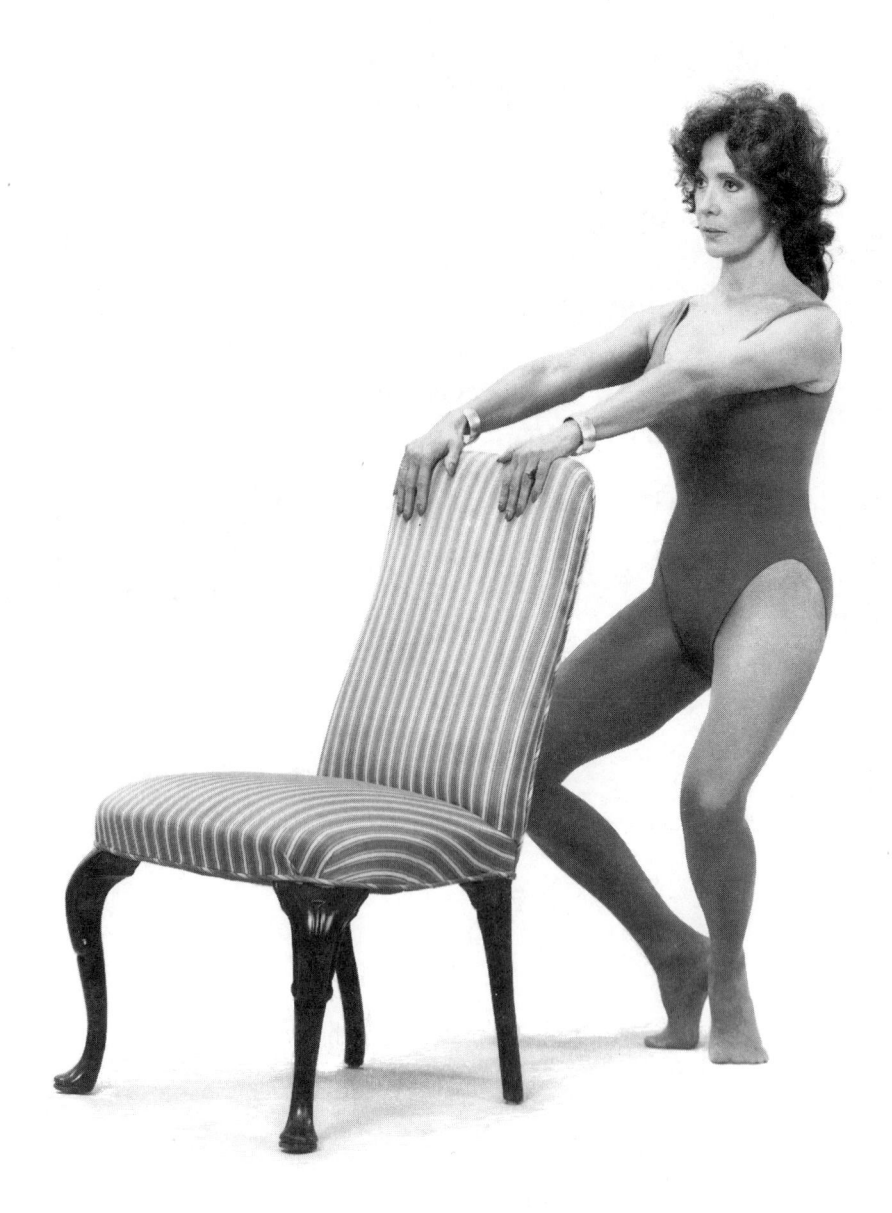

Ausführung

■ Ebenso wie in Phase III, aber Sie heben die Fersen noch höher, so daß Sie auf den Fußballen balancieren. Die Fersen berühren einander, die Füße sind weiter nach außen gekehrt, und den Körper senken Sie jetzt um 15 Zentimeter.

HINWEIS: Wenn Sie ganz durchtrainiert sind, können Sie sogar noch tiefer gehen. Sie müssen nur aufpassen, daß Sie den Po nicht tiefer als in Kniehöhe senken, weil Sie sonst die Knie zu stark belasten. Bald schon werden Sie das Gefühl haben, zu schweben wie eine Ballerina!

ACHTUNG

- Strecken Sie weder Po noch Bauch heraus.
- Halten Sie die Fersen hoch.
- Nicht in den Schultern verkrampfen.

Wiederholungen									
1.Tag	2.Tag	3.Tag	4.Tag	5.Tag	6.Tag	7.Tag	8.Tag	9.Tag	10.Tag
11.Tag	12.Tag	13.Tag	14.Tag	15.Tag	16.Tag	17.Tag 15	18.Tag 15	19.Tag 16	20.Tag 16
21.Tag 17	22.Tag 18	23.Tag 19	24.Tag 20	25.Tag 20	26.Tag 20	27.Tag 20	28.Tag 20	29.Tag 20	30.Tag 20

Kniedehnung

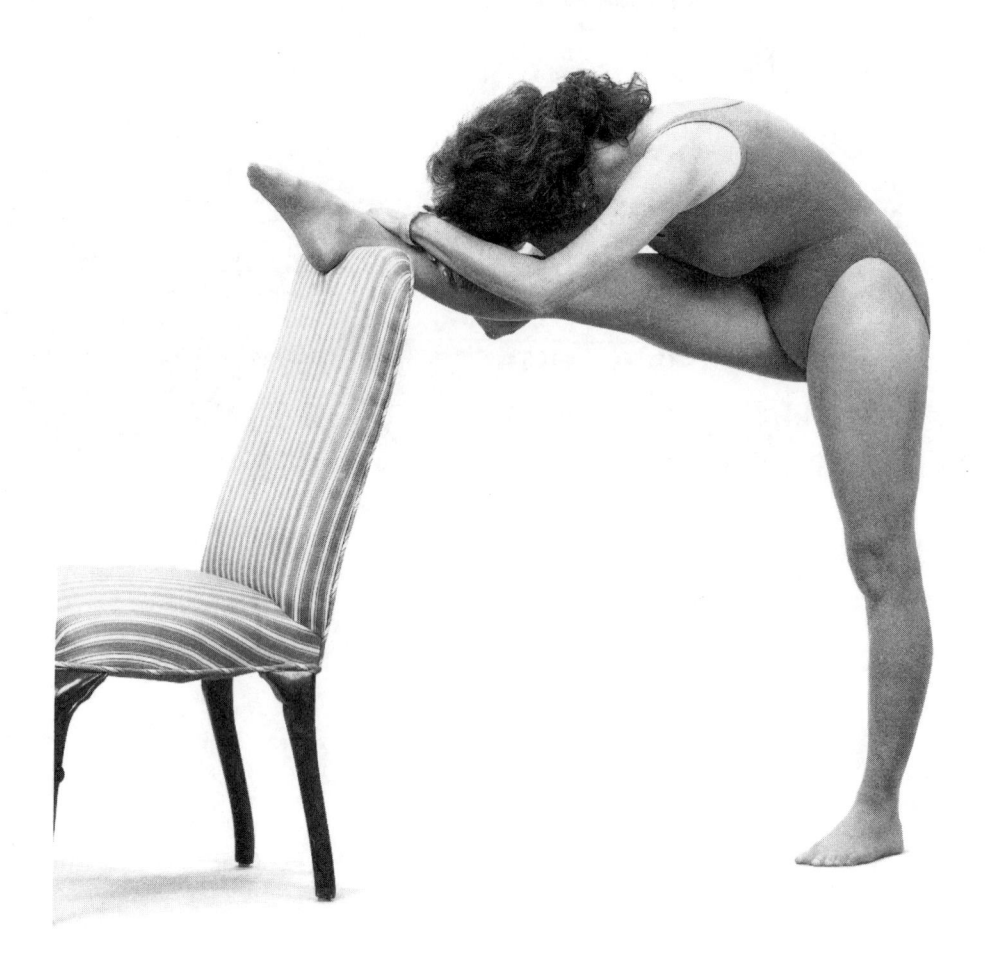

Ausführung

■ Ebenso wie in Phase II, aber strecken Sie das gehobene Bein, so weit Sie nur können. Die Stütze sollte jetzt in Hüfthöhe sein. Richten Sie den Körper ganz auf, und beugen Sie sich dann weit hinüber und hinab zur Länge des Beins. Die Hände bleiben dabei auf dem Schienbein liegen. Links ebenso wie rechts üben.

HINWEIS: Durch die Dehnung der Muskeln können Sie sich immer weiter über Ihr Bein neigen. Wenn Sie schon ganz beweglich sind und noch mehr Stretching wünschen, schieben Sie das Standbein etwas von der Stütze weg.

ACHTUNG

- Blockieren Sie keins Ihrer Knie.
- Legen Sie die Hände nicht auf das Knie.
- Keine ruckartigen Bewegungen mit Kopf oder Rumpf.
- Drücken Sie das gestreckte Bein oder Knie nicht mit den Händen nieder.
- Zwingen Sie das Bein nicht höher, als es bequem geht.
- Den Fuß nicht so hoch auflegen, daß Sie die Balance verlieren.
- Nacken und Schultern nicht verspannen.

Wiederholungen nach beiden Seiten									
1.Tag	2.Tag	3.Tag	4.Tag	5.Tag	6.Tag	7.Tag	8.Tag	9.Tag	10.Tag
11.Tag	12.Tag	13.Tag	14.Tag	15.Tag	16.Tag	17.Tag 55	18.Tag 55	19.Tag 60	20.Tag 60
21.Tag 60	22.Tag 60	23.Tag 60	24.Tag 60	25.Tag 60	26.Tag 60	27.Tag 60	28.Tag 60	29.Tag 60	30.Tag 60

Knie- und Wadenstreckung

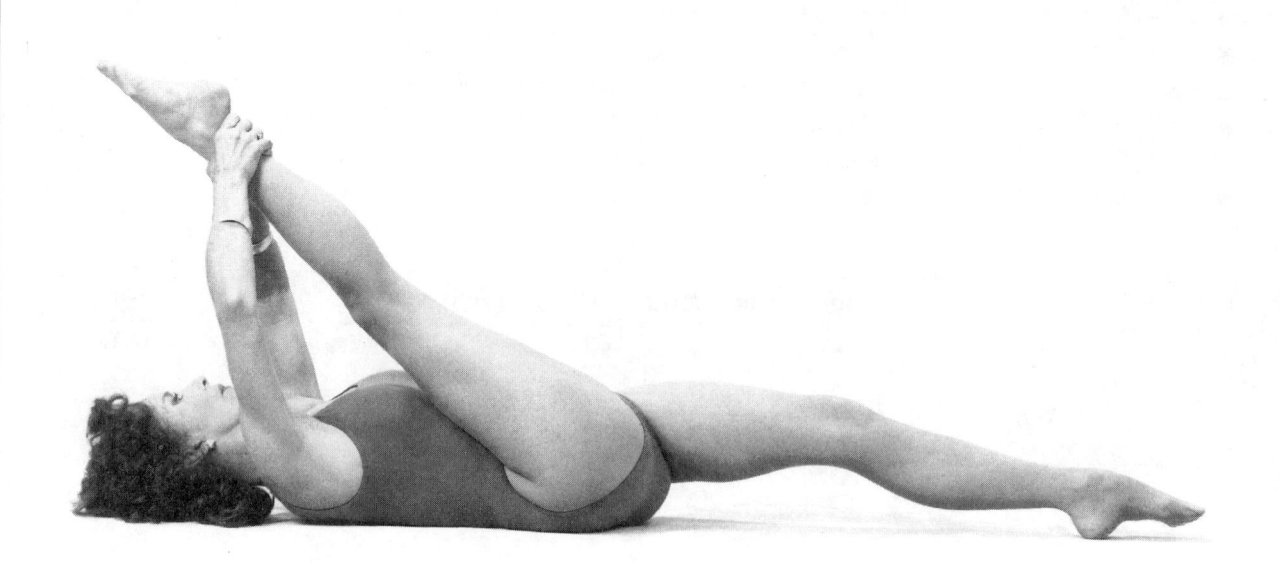

Ausführung

■ Wie in Phase III. Arbeiten Sie weiter an der perfekten Streckung des erhobenen Beins. Wenn Ihnen die gelingt – aber erst dann! –, konzentrieren Sie sich auf das andere Bein und schieben es so weit vor, daß es schließlich flach am Boden liegt. Dann zählen Sie bis 30, ehe Sie mit den Wiederholungen beginnen. Und das rechts wie links.

HINWEIS: Wenn Sie diese Übung dann mit flach gestrecktem Bein ausführen können, strecken Sie damit den Oberschenkelmuskel und eine sonst schwer erreichbare Muskelgruppe, die die Lendenwirbel mit dem Oberschenkel verbindet. Mit ihrer Hilfe können Sie Schenkel und Rumpf beugen, ohne die Beine zu bewegen.

ACHTUNG

■ Nicht wippen.
■ Zerren Sie nicht an dem erhobenen Bein.
■ Zwingen Sie es nicht zur Streckung.
■ Den Nacken nicht verspannen.

\multicolumn{6}{c}{Wiederholungen nach beiden Seiten}
1.Tag	2.Tag	3.Tag	4.Tag	5.Tag	6.Tag
7.Tag	8.Tag	9.Tag	10.Tag	11.Tag	12.Tag
13.Tag	14.Tag	15.Tag	16.Tag	17.Tag 75	18.Tag 85
19.Tag 95	20.Tag 100	21.Tag 100	22.Tag 100	23.Tag 100	24.Tag 100
25.Tag 100	26.Tag 100	27.Tag 100	28.Tag 100	29.Tag 100	30.Tag 100

Standstreckung

Ausführung

■ Ebenso wie in Phase III, doch versuchen Sie, das Becken noch höher zu kippen. Führen Sie Ihr gebeugtes Knie sanft noch 2 Millimeter weiter nach hinten – schon das ist ein unglaublicher Unterschied, den Sie spüren werden. Auf beiden Seiten.

HINWEIS: Im Verlauf dieser Übung strecken Sie nicht allein Ihre Schenkelmuskeln, sondern auch Ihre Balance wird sich verbessern.

ACHTUNG

■ Der erhobene Fuß darf nicht den Po berühren.
■ Wölben Sie nicht den Rücken, strecken Sie nicht den Bauch heraus.
■ Blockieren Sie nicht die Ellbogen und auch nicht das Knie des Standbeins.

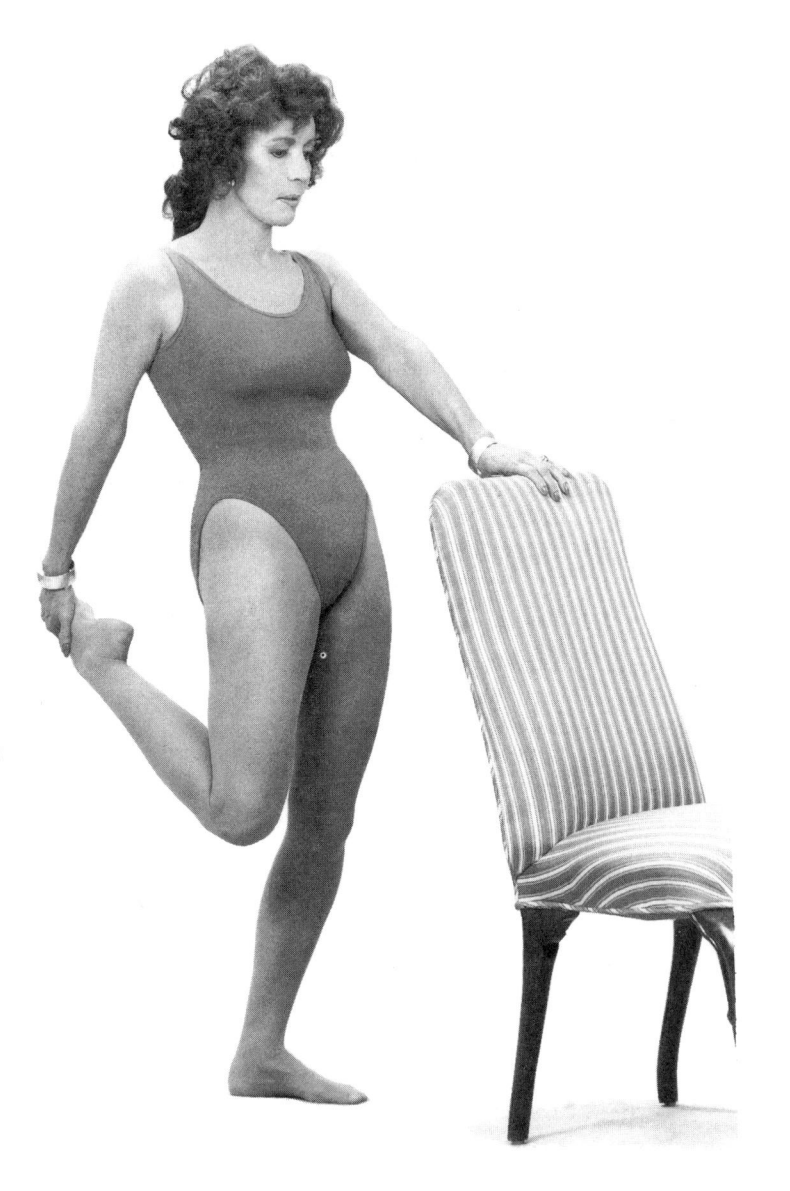

Zählen Sie auf jeder Seite bis									
1.Tag	2.Tag	3.Tag	4.Tag	5.Tag	6.Tag	7.Tag	8.Tag	9.Tag	10.Tag
11.Tag	12.Tag	13.Tag	14.Tag	15.Tag	16.Tag	17.Tag 50	18.Tag 55	19.Tag 55	20.Tag 60
21.Tag 60	22.Tag 60	23.Tag 60	24.Tag 60	25.Tag 60	26.Tag 60	27.Tag 60	28.Tag 60	29.Tag 60	30.Tag 60

Schenkeldruck innen

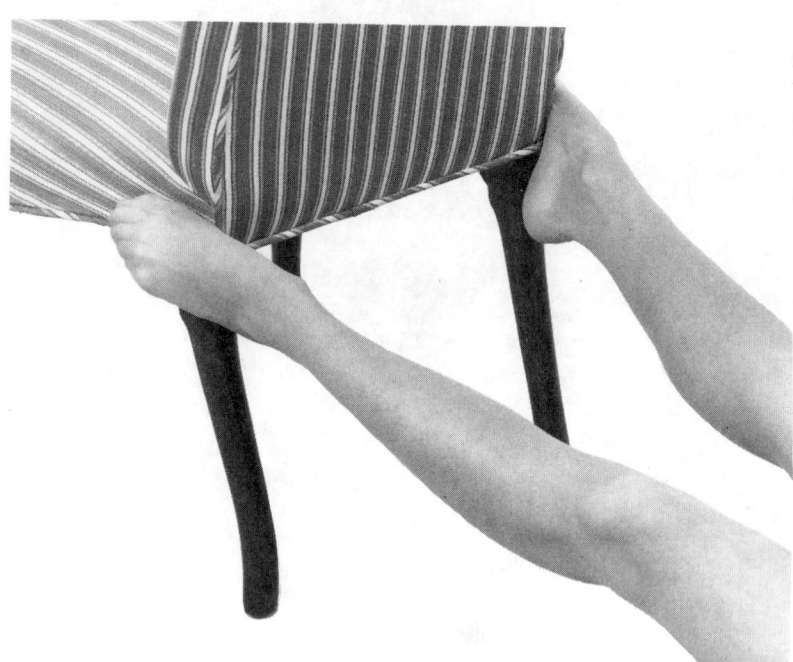

Ausführung

■ Genau wie in Phase III. Setzen Sie die Füße jedesmal 3 bis 4 Zentimeter höher an, bis Sie eine Höhe von 15 bis 20 Zentimetern erreicht haben.

ACHTUNG

- Nicht zupressen und lockern, sondern den Druck halten.
- Die Schultern nicht verkrampfen.
- Die Knie nicht blockieren.

Zählen Sie bis										
1.Tag	2.Tag	3.Tag	4.Tag	5.Tag	6.Tag	7.Tag	8.Tag	9.Tag	10.Tag	
11.Tag	12.Tag	13.Tag	14.Tag	15.Tag	16.Tag	17.Tag **75**	18.Tag **75**	19.Tag **75**	20.Tag **100**	
21.Tag **100**	22.Tag **100**	23.Tag **100**	24.Tag **100**	25.Tag **100**	26.Tag **100**	27.Tag **100**	28.Tag **100**	29.Tag **100**	30.Tag **100**	

Po, Hüfte und Außenschenkel

Hochstreckung sitzend

Ausführung

■ Üben Sie wie in Phase III, aber versuchen Sie, aufrechter zu sitzen und sich weniger zur Seite zu lehnen. Beim angehobenen Bein steht der Fuß nicht höher als das Knie. Dann arbeiten die Gesäßmuskeln intensiver.

HINWEIS: Sie können nun besser aufrecht sitzen, weil Ihre Muskeln kräftiger geworden sind. Deshalb müssen Sie der Hüfte auch kaum noch mit der Hand nachhelfen, und Ihr Bein fühlt sich federleicht an.

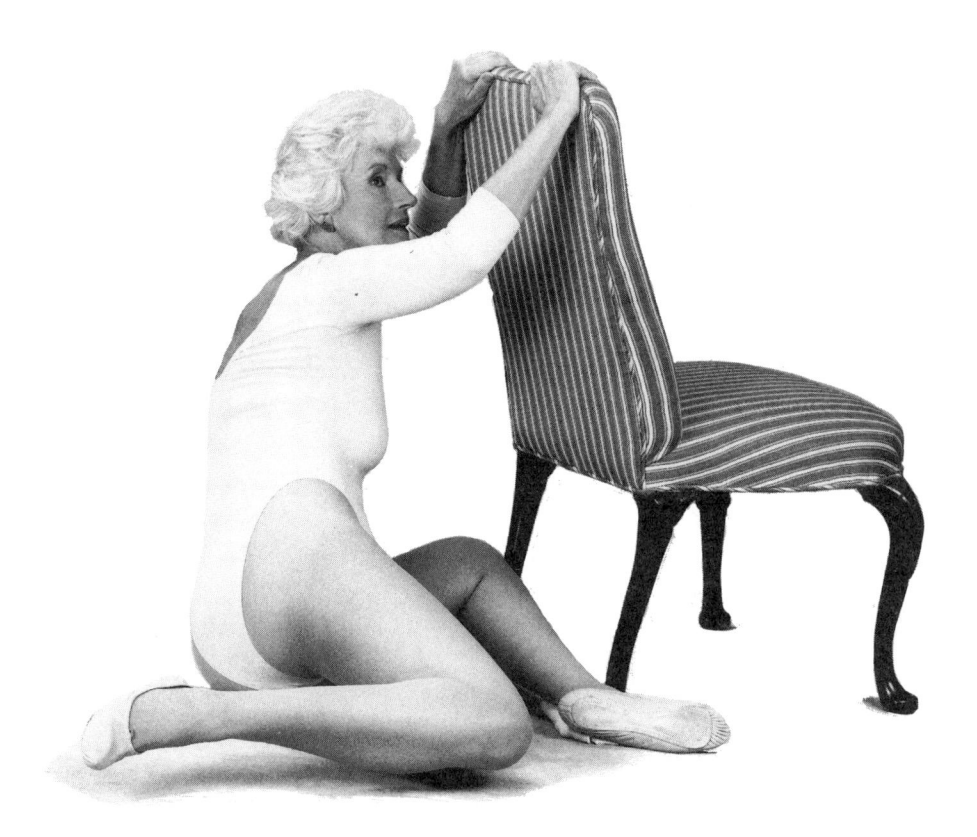

ACHTUNG

- Strecken Sie nicht den Po heraus.
- Halten Sie den Körper und besonders die Schultern locker.
- Drücken Sie den Bauch nicht heraus.
- Den Rücken nicht wölben.

Wiederholungen nach beiden Seiten										
1.Tag	2.Tag	3.Tag	4.Tag	5.Tag	6.Tag	7.Tag	8.Tag	9.Tag	10.Tag
11.Tag	12.Tag	13.Tag	14.Tag	15.Tag	16.Tag	17.Tag 75	18.Tag 85	19.Tag 95	20.Tag 100
21.Tag 100	22.Tag 100	23.Tag 100	24.Tag 100	25.Tag 100	26.Tag 100	27.Tag 100	28.Tag 100	29.Tag 100	30.Tag 100

Seitstreckung sitzend

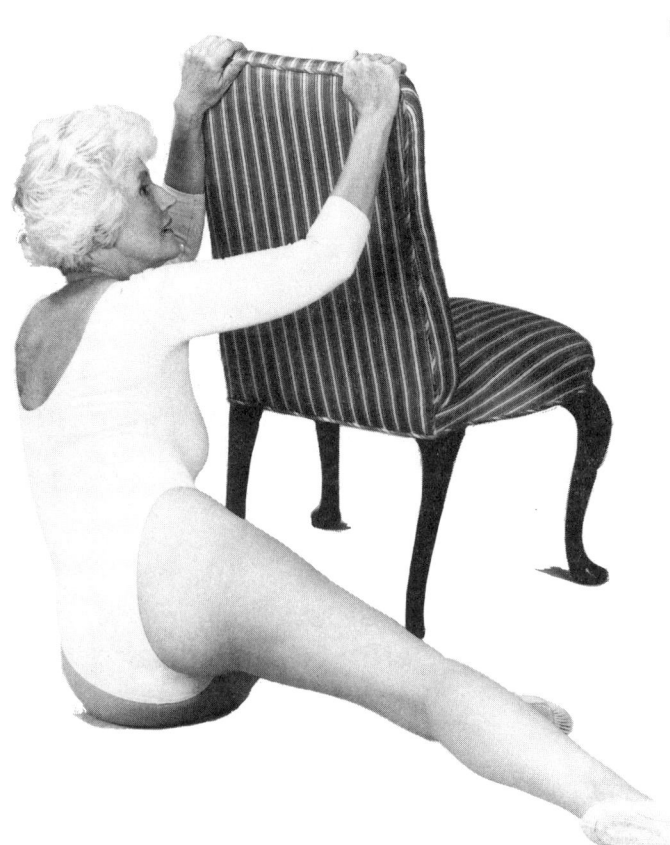

Ausführung

■ Ebenso wie in Phase III. Drehen Sie die Hüfte noch weiter vor, sitzen Sie aufrecht, halten Sie das Übungsbein gerade. Wenden Sie es so stark, daß Knie und Zehen zu Boden zeigen – dann arbeiten die Pomuskeln härter!

HINWEIS: Wenn Sie spüren, daß durch die vorgerollte Hüfte Ihre untere Rückenpartie beansprucht wird, müssen Sie die obere Rückenpartie und die Schultern einrunden, um die Wirbelsäule zu straffen.

ACHTUNG

- Den Bauch nicht vorschieben.
- Den Rücken nicht hohl machen.
- Den Rumpf nicht vorlehnen.
- Die Knie nicht blockieren.
- Nacken und Schultern nicht verkrampfen.

Wiederholungen nach beiden Seiten					
1.Tag	2.Tag	3.Tag	4.Tag	5.Tag	6.Tag
7.Tag	8.Tag	9.Tag	10.Tag	11.Tag	12.Tag
13.Tag	14.Tag	15.Tag	16.Tag	17.Tag 75	18.Tag 85
19.Tag 95	20.Tag 100	21.Tag 100	22.Tag 100	23.Tag 100	24.Tag 100
25.Tag 100	26.Tag 100	27.Tag 100	28.Tag 100	29.Tag 100	30.Tag 100

Beckenrotation

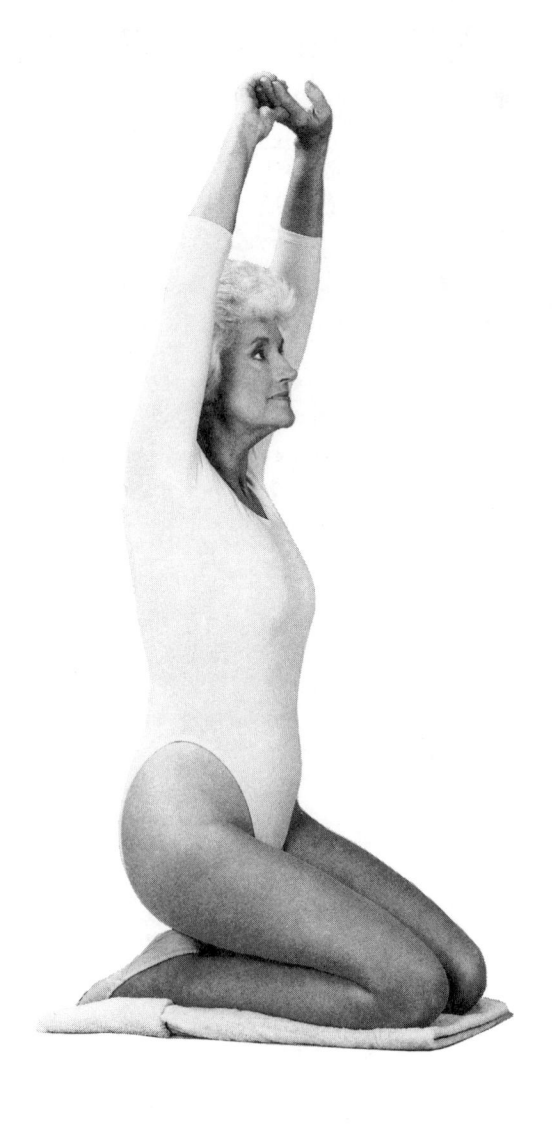

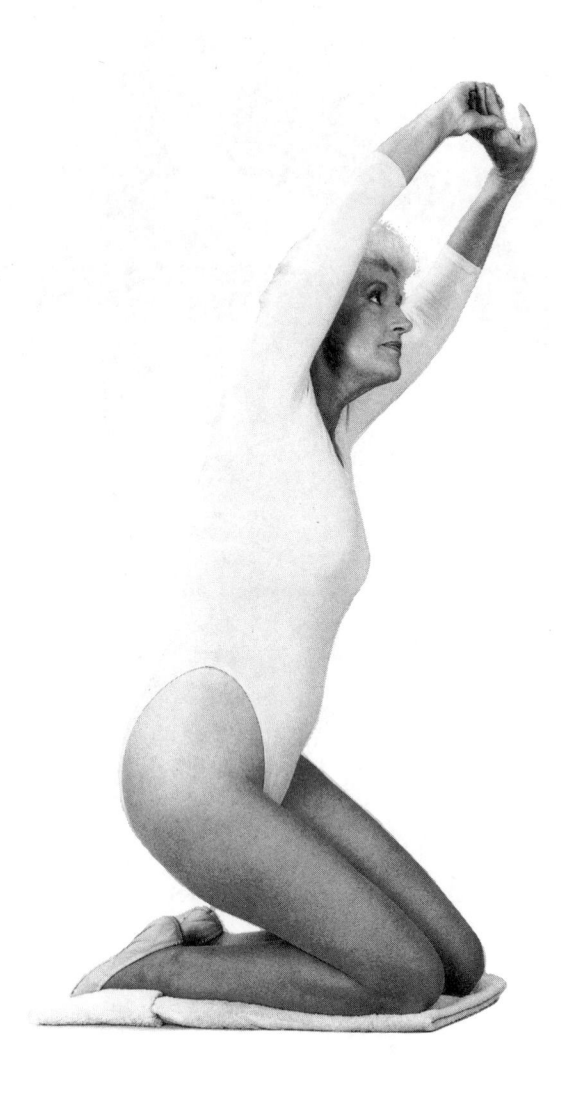

Ausführung

- Wie in Phase III.

HINWEIS: Je kräftiger Sie werden, desto weiter können Sie den Körper senken und desto leichter fällt Ihnen das Kreisen. Bald werden Sie den Körper nur noch Zentimeter von den Fersen heben. Die Rotationen werden immer geschmeidiger und schneller, die Hüften schlagen weiter aus, und das Becken kippt höher. Bei so viel Beweglichkeit und Spielraum schaffen Sie leicht auch mehr Wiederholungen.

ACHTUNG

- Wölben Sie den Rücken nicht.
- Strecken Sie den Bauch nicht heraus.
- Versuchen Sie nicht, zu viel zu schnell zu vollbringen.

Wiederholungen in beide Richtungen									
1.Tag	2.Tag	3.Tag	4.Tag	5.Tag	6.Tag	7.Tag	8.Tag	9.Tag	10.Tag
11.Tag	12.Tag	13.Tag	14.Tag	15.Tag	16.Tag	17.Tag 5	18.Tag 5	19.Tag 5	20.Tag 5
21.Tag 5	22.Tag 5	23.Tag 5	24.Tag 5	25.Tag 5	26.Tag 5	27.Tag 5	28.Tag 5	29.Tag 5	30.Tag 5

Beckenschaufel

Ausführung

■ Üben Sie wie in Phase III. Senken Sie den Po, bis Sie Ihre Fersen berühren. Straffen Sie dann die Gesäßmuskeln, kippen Sie langsam das Becken hoch. Versuchen Sie, Körper und Arme gerade hochzustrecken. Bei der Rückkehr in die Ausgangsposition pressen Sie die Knie zusammen, damit die Beinmuskeln intensiver arbeiten.

HINWEIS: Durch Üben werden Sie sich so weit steigern, daß dies zu einem einzigen fließenden Bewegungsablauf wird.

ACHTUNG

■ Den Rücken nicht wölben.
■ Das Becken nicht ruckweise kippen.
■ Die Knie zusammenhalten.

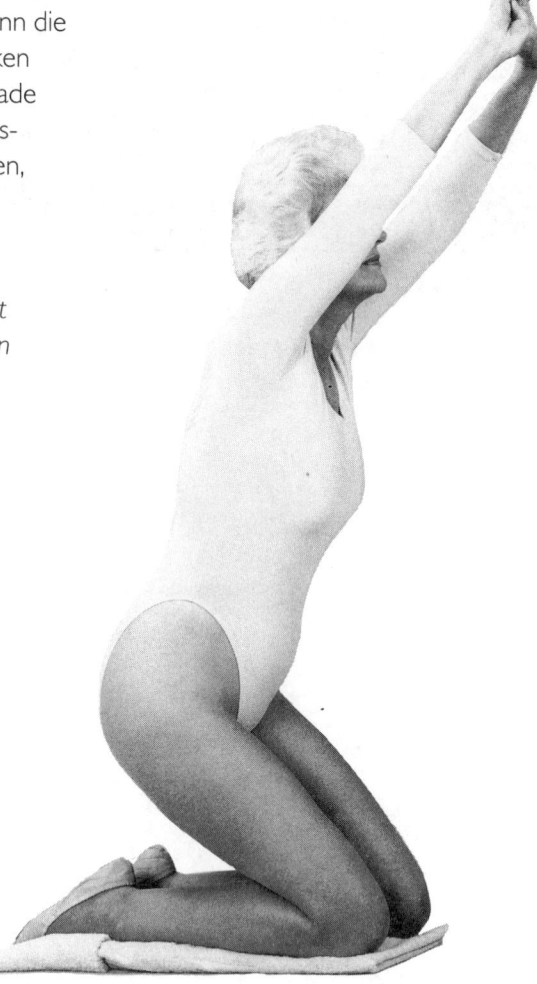

Wiederholungen									
1.Tag	2.Tag	3.Tag	4.Tag	5.Tag	6.Tag	7.Tag	8.Tag	9.Tag	10.Tag
11.Tag	12.Tag	13.Tag	14.Tag	15.Tag	16.Tag	17.Tag 5	18.Tag 5	19.Tag 5	20.Tag 5
21.Tag 5	22.Tag 5	23.Tag 5	24.Tag 5	25.Tag 5	26.Tag 5	27.Tag 5	28.Tag 5	29.Tag 5	30.Tag 5

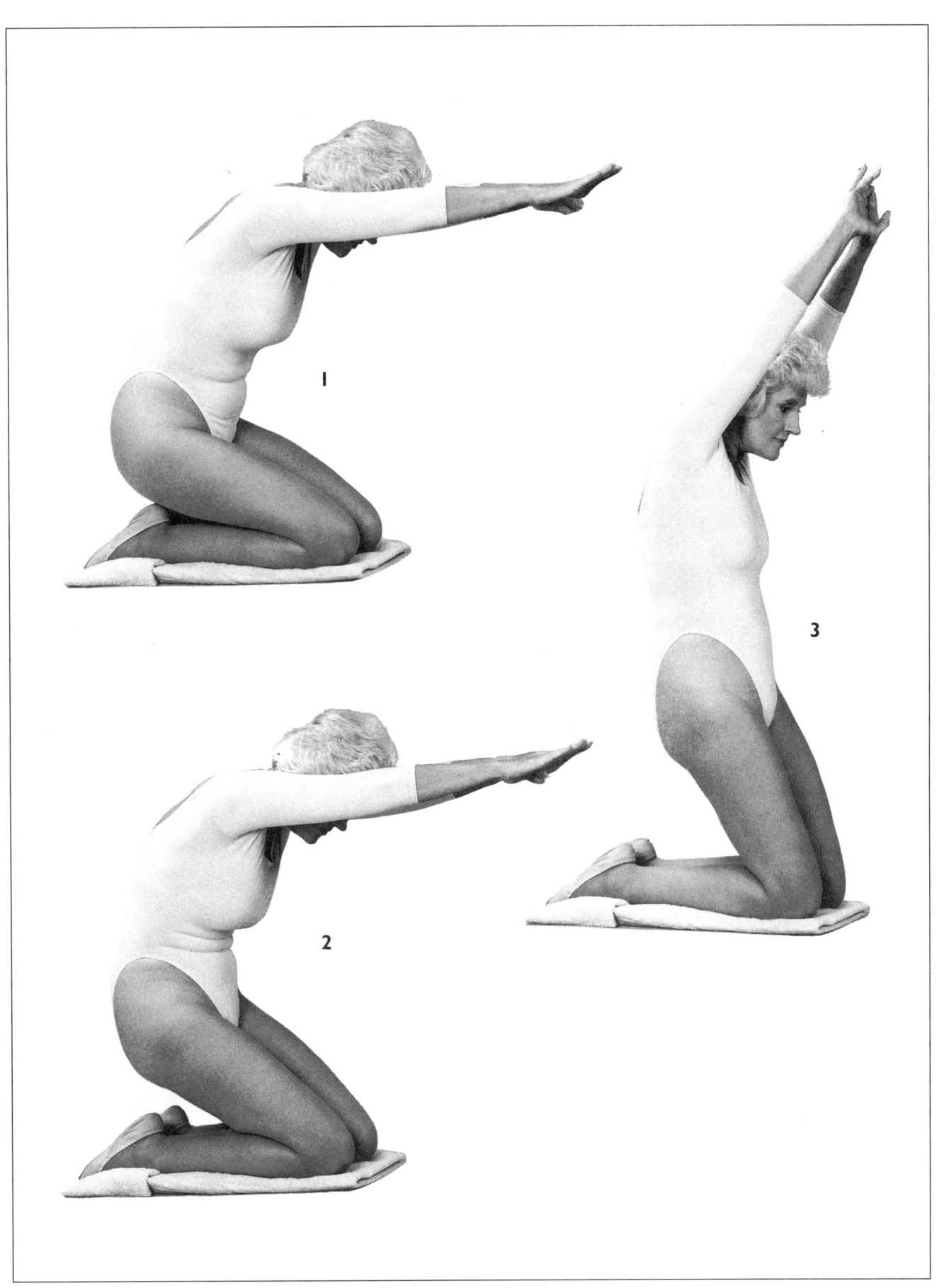

1

2

3

183

Schenkelstraffung vorn

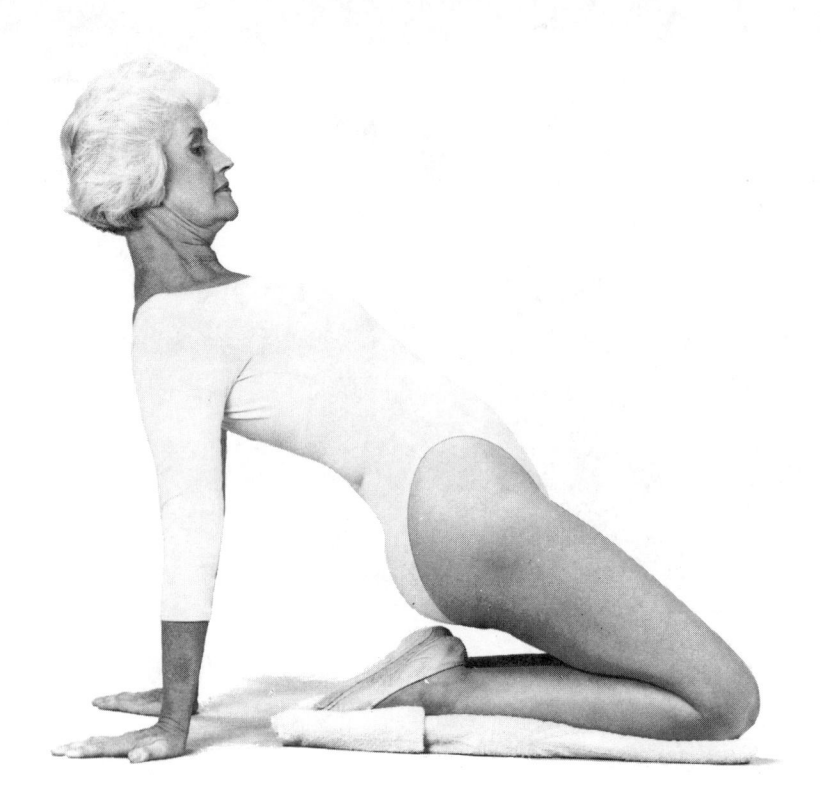

Ausführung

■ Genau wie in Phase III. Zählen Sie bis 10, und kippen Sie dann das Becken noch höher, heben Sie den Körper langsam um 1 Zentimeter an. Jetzt bewegen Sie das Becken dreifach verlangsamt sanft um 2 bis 6 Millimeter auf und ab. Entspannen Sie den Po, und setzen Sie sich sacht wieder auf die Fersen.

HINWEIS: Mit der Zeit können Sie das Becken immer mehr kippen und trotzdem den ganzen Körper entspannt lassen.

ACHTUNG

■ Machen sie kein Hohlkreuz, strecken Sie den Bauch nicht heraus.
■ Lassen Sie den Kopf nicht zurückfallen.
■ Halten Sie den Körper ganz locker.
■ Nicht die Schultern hochziehen.

Wiederholungen (zählen Sie jeweils bis 10)					
1.Tag	2.Tag	3.Tag	4.Tag	5.Tag	6.Tag
7.Tag	8.Tag	9.Tag	10.Tag	11.Tag	12.Tag
13.Tag	14.Tag	15.Tag	16.Tag	17.Tag 20	18.Tag 20
19.Tag 20	20.Tag 20	21.Tag 30	22.Tag 30	23.Tag 30	24.Tag 40
25.Tag 40	26.Tag 40	27.Tag 40	28.Tag 40	29.Tag 40	30.Tag 40

Wirbelsäulenstreckung

Ausführung

■ Ebenso wie Phase III. Bringen Sie das Knie möglichst nah zum Boden, halten Sie das linke Bein gerade vor sich zu Boden gestreckt. Üben Sie links wie rechts.

HINWEIS: Mit dem Stretching der Muskeln wächst Ihre Beweglichkeit, und das gebeugte Knie senkt sich immer weiter – bis es schließlich den Boden erreicht.

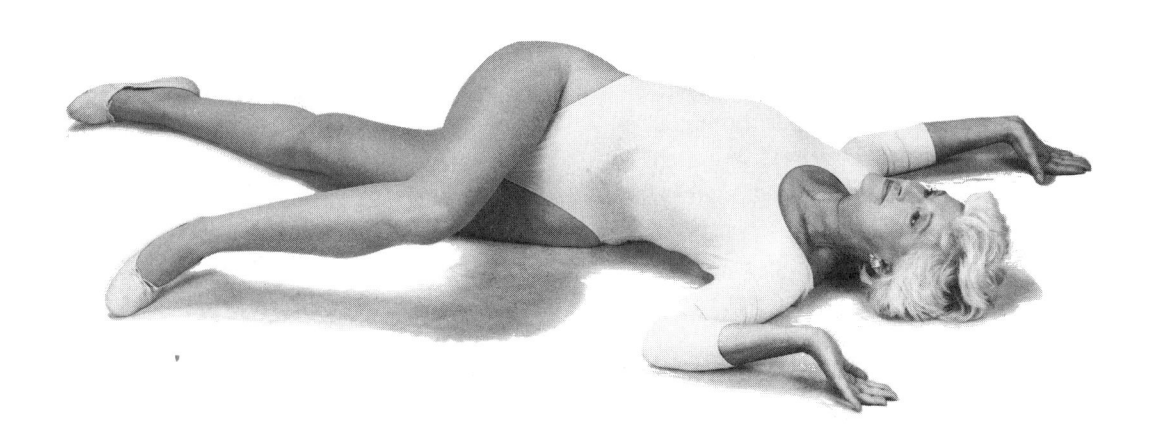

ACHTUNG

■ Heben Sie nicht die Schultern vom Boden.
■ Heben Sie nicht die Ellbogen an.
■ Wenden Sie den Kopf nicht seitwärts.
■ Ruckeln Sie nicht mit dem gebeugten Knie.
■ Forcieren Sie Ihr Stretching nicht.

Wiederholungen nach beiden Seiten									
1.Tag	2.Tag	3.Tag	4.Tag	5.Tag	6.Tag	7.Tag	8.Tag	9.Tag	10.Tag
11.Tag	12.Tag	13.Tag	14.Tag	15.Tag	16.Tag	17.Tag 45	18.Tag 50	19.Tag 55	20.Tag 60
21.Tag 60	22.Tag 60	23.Tag 60	24.Tag 60	25.Tag 60	26.Tag 60	27.Tag 60	28.Tag 60	29.Tag 60	30.Tag 60

Nach dem Countdown

Meinen Glückwunsch! Nun haben Sie Callanetics Countdown tatsächlich durchgezählt; und ich bin sicher, Sie haben jetzt keine Hemmungen mehr, sich in Ihrem Badeanzug zu zeigen. Wahrscheinlich werden Sie auch feststellen, daß Sie ruhiger geworden sind und mehr Energie verspüren. Diese Ausgeglichenheit wird Ihnen helfen, dem Leben mit größerer Freude zu begegnen. Und was die neugewonnene Energie betrifft: Wundern Sie sich nicht, wie schnell man sich daran gewöhnt! Es ist so ähnlich, als hätten Sie mit Ihrem Körper auch Ihre geistige Spannkraft einem Training unterzogen. Streß und Druck und Ängste lösen sich auf, und Sie fühlen sich neu motiviert. Der Begriff Fitneß erhält einen neuen Sinn. Er bedeutet Wohlgefühl und eine tiefe Selbstgewißheit. Für mich ist dies die wichtigste Art von Fitneß. Wenn Sie lernen, Ihre eigenen individuellen Fähigkeiten zu entwickeln, anstatt sich dem Konformitätsdruck standardisierter Vorstellungen anzupassen, werden Sie in Ihrem Leben die richtigen Entscheidungen treffen. Zum Glück wandelt sich in unserer Welt die Vorstellung vom allein richtigen „Image". Akzeptiert wird eine größere Bandbreite von Anschauungsweisen, und es schwindet der Druck, unrealistischen Erwartungen nachzueifern. Statt dessen sehe ich eine Tendenz, sich selbst gerecht zu werden und wohl zu fühlen – zwei überaus wichtige Elemente von Callanetics.

Wenn die physischen und psychischen Kräfte unseres Körpers zusammenwirken, können wir mehr vollbringen, als wir für möglich hielten. Eine wachsende Zahl von Studien belegt, daß ein solches Training gewissen Abbauerscheinungen wie Osteoporose entgegenwirken kann. Einige Forscher behaupten, daß wir durch positives Denken und die Beschäftigung mit Dingen, die uns Befriedigung schenken, tatsächlich Immunkräfte gegen Krankheiten aufbauen. Callanetics gibt Ihnen diese Art positiver Bestätigung, und darum wollen Sie vielleicht mehr für Ihren Körper tun. Ich rate Ihnen, auf dieses Verlangen zu hören und sich mehr Zeit für sich selbst zu gönnen. Ihr Körper läßt Sie wissen, was er braucht.

In Form bleiben

Nach dem Abschluß von Callanetics Contdown haben Sie die Wahl. Wenn Sie Ihr Ziel erreicht haben und mit dem Ergebnis zufrieden sind, können Sie Ihre – neue – Form bewahren, indem sie das 20-Minuten-Programm dreimal wöchentlich fortsetzen; wahrscheinlich brauchen Sie jetzt dafür nur noch zehn Minuten. Halten Sie sich dabei nach Möglichkeit an die maximale Wiederholungszahl. Vielleicht freut Sie der Erfolg auch so sehr, daß Sie einen weiteren Problembereich Ihres Körpers trainieren.

Wenn Sie weitermachen, reizt Sie vielleicht ein bißchen mehr Herausforderung. Dann können Sie das reguläre Ein-Stunden-Programm Callanetics aufnehmen, das Sie in meinem ersten Buch und auf Videokassette finden. Und wenn Sie auch das einmal beherrschen, gehen sie zu den SuperCallanetics über. Mit diesen Übungen arbeiten Sie den ganzen Körper durch, und die Erfolge, die Sie da sehen und spüren, sind noch toller.

Sich selbst überwinden

Ich habe es schon in meinen vorigen Büchern gesagt und tue es wieder: Üben ist meistens langweilig. Wenn man es nicht mag, macht es keinen Spaß – und wahrscheinlich wird man auch keine Erfolge sehen, weil man die ganze Zeit gegen sich selbst ankämpfen muß. Man erfindet jede Menge Hinderungsgründe, und selbst Sie werden erstaunt sein, wie kreativ Ihre Einfälle und Entschuldigungen ausfallen. Und obwohl ich mich durch Callanetics großartig fühle, mag selbst ich manchmal ganz und gar nicht trainieren. Dann denke ich daran, wie fabelhaft mein Körper sich dabei fühlt; und wenn ich dann erst einmal anfange, finde ich es – meistens – prima. Doch wenn gar nichts mehr funktioniert, verhelfe ich mir mit ein bißchen Phantasie zur Motivation. Ich stelle mir eine Situation vor, die von mir so viel physische und mentale Kraft verlangt, wie ich nur aufbringen kann. Mein Topfavorit ist ein Degenduell, in dem ich für meine Ehre und buchstäblich um mein Leben fechten muß. Das schmücke ich dann mit Dumas-Details aus – und es wirkt jedesmal!

Wichtig ist, was *Sie* tun können. Ich bin überzeugt: In jedem steckt ein heimlicher Sieger! Doch Sie allein kennen Ihre verborgenen Kräfte, und nur Sie können entscheiden, wie viel davon Sie freisetzen wollen. Mir fällt dazu immer wieder diese alte Geschichte von der Hummel ein, der *bumblebee*. Aerodynamisch betrachtet kann die Hummel gar nicht fliegen, weil sie für die Spannweite ihrer Flügel viel zu schwer ist. Aber sie fliegt. Und das nur, weil sie nicht weiß, daß sie nicht fliegen kann.

Geben Sie sich eine Chance. Wenn Sie glauben oder jemand Ihnen sagt, daß etwas für Sie unmöglich ist – denken Sie einfach an die Hummel. Bumblebee.

Über die Autorin

Callan Pinckney wuchs auf in Savannah (Georgia). Sie lernte zwölf Jahre lang klassisches Ballett und studierte dann noch andere Formen des Tanzes, der Bewegung und des Körpertrainings. Nach einer Odyssee von elf Jahren rund um die Welt, bepackt mit einem Rucksack und all den Unbilden einer solchen Reise und belastet durch einen angeborenen Rückenfehler, erlitt sie einen physischen Zusammenbruch. Sie mußte für ihren eigenen Körper einen Weg finden, der ihre Gesundheit wiederherstellte. Das war der Beginn von Callanetics. Callan Pinckney lebt heute in New York und Savannah.

Erhältlich überall dort, wo es Bücher gibt.

ISBN 3-576-10141-1

CALLAN PINCKNEY

- DAS INTENSIVPROGRAMM FÜR FORTGESCHRITTENE
- ZUR TRAUMFIGUR IN VERBLÜFFEND KURZER ZEIT
- FÜR EINEN NOCH SCHÖNEREN, NOCH STRAFFEREN KÖRPER

Super Callanetics

MOSAIK VERLAG

ISBN 3-576-10037-7

CALLAN PINCKNEY

- DAS SENSATIONELLE ÜBUNGSPROGRAMM FÜR DIE TIEFENMUSKULATUR
- DIE NEUE METHODE FÜR EINEN SCHÖNEN, STRAFFEN KÖRPER
- SCHNELL UND ZUVERLÄSSIG

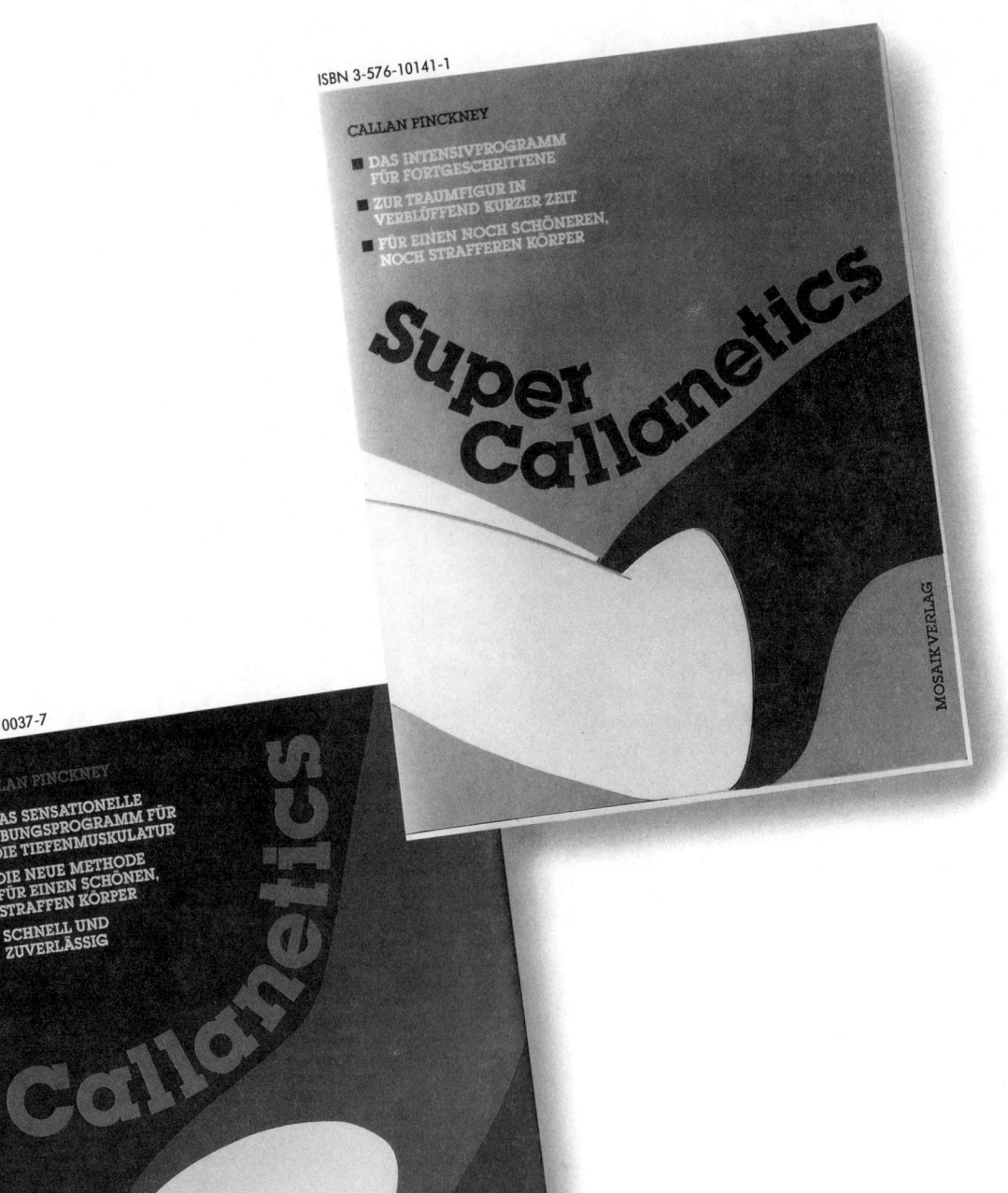

Callanetics

MOSAIK VERLAG

„Callanetics schafft wirklich, wovon alle träumen: straffere Oberschenkel, schmalere Hüften, festeren Bauch. Und das schon in wenigen Stunden."

Journal für die Frau

**Außerdem erhältlich:
Schnellkurse für gezieltes Training.**

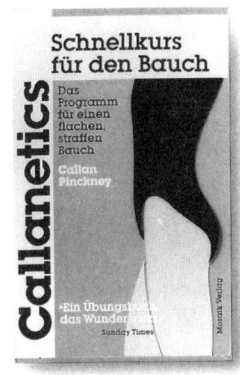

ISBN 3-576-10260-4   ISBN 3-576-10261-2   ISBN 3-576-10259-0

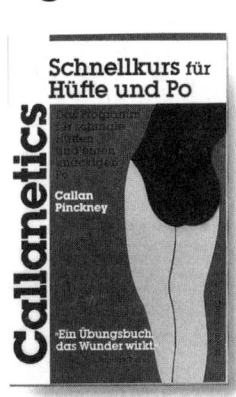

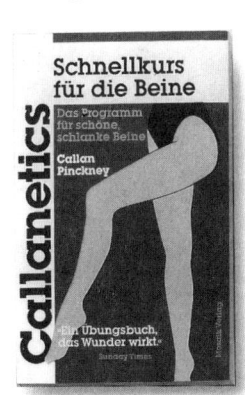

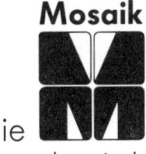

Mosaik

Die neuen Seiten des Lebens

Callanetics gibt es auch auf Video

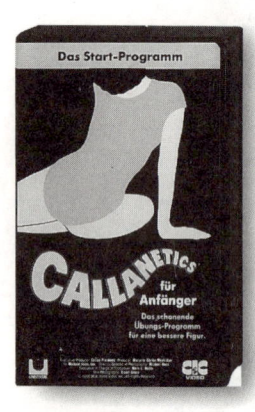

Callanetics für Anfänger
Spieldauer: 60 Minuten
ISBN 3-576-10905-6

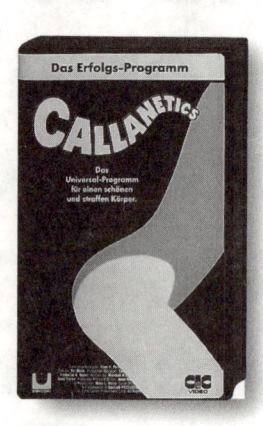

Callanetics – das Erfolgsprogramm
Spieldauer: 60 Minuten
ISBN 3-576-10900-5

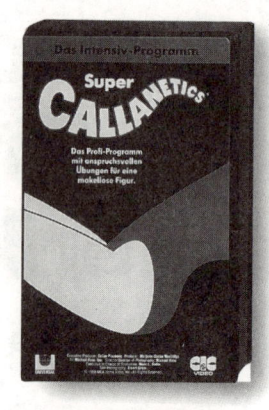

Super Callanetics
Spieldauer: 60 Minuten
ISBN 3-576-10901-3

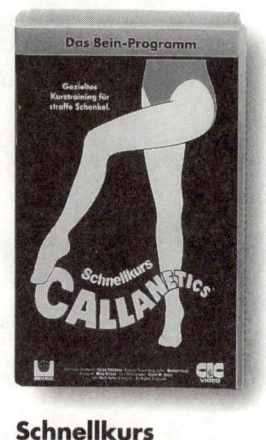

Schnellkurs für die Beine
Spieldauer: 25 Minuten
ISBN 3-576-10903-X

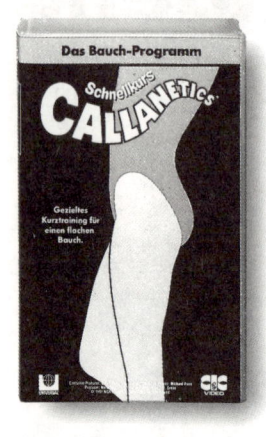

Schnellkurs für den Bauch
Spieldauer: 25 Minuten
ISBN 3-576-10904-8

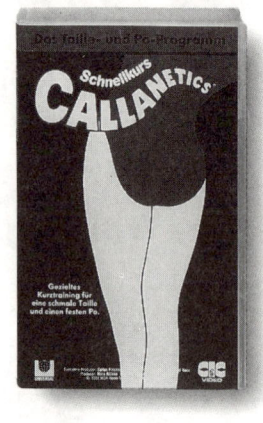

Schnellkurs für Taille und Po
Spieldauer: 25 Minuten
ISBN 3-576-10902-1

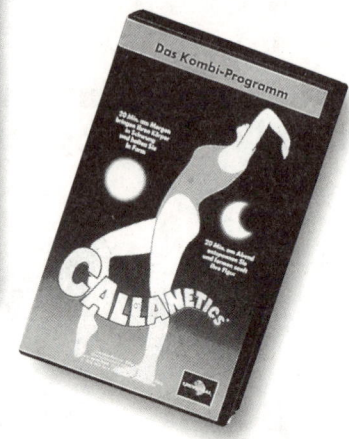

Callanetics – Das Kombi-Programm
Spieldauer: 60 Minuten
ISBN 3-576-10910-2

Mosaik
Die neuen Seiten des Lebens